Ursula G. Froster (Hrsg.)

Das Fragile-X-Syndrom

D1722107

Dr. med. Dipl. Biol. M. Pruggmayer
Facharzt f. Humangenetik
Facharzt f. Frauenheilkunde
Bahnhofstr. 5 • D-31224 Peine
T. 05171 / 37 75 • Fax 05171 / 1 21 71

Meinen Eltern und Raoul

Ursula G. Froster (Hrsg.)

Das Fragile-X-Syndrom

Mit Beiträgen von Petra Franke, Ursula G. Froster, Randi Hagerman,
Martin Hergersberg, Iris Jahnke, Wolfgang Maier, Ben Oostra, Fritz Poustka,
Olaf Rieß, Alexander Rodewald, Klaus Sarimski, Eberhard Schwinger,
Ursula Wachtel, Peter Vieregge

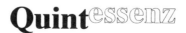

Anschrift der Herausgeberin:

Univ.-Prof. Dr. med. Ursula G. Froster
Fachärztin für Humangenetik
Ärztin für Frauenheilkunde und Geburtshilfe
Universitätsklinikum Leipzig
Institut für Humangenetik
Philipp-Rosenthal-Str. 55
D-04103 Leipzig

Lektorat: Dr. Saskia Dörr

Die Deutsche Bibliothek – CIP-Einheitsaufnahme

Das Fragile-X-Syndrom / Ursula G. Froster (Hrsg.). Mit Beitr. von
Petra Franke ... - München : MMV Medizin-Verl., 1997
   ISBN 3-8208-1764-6

Der Abdruck der Abb. 12, 13, 14, 16, sowie Tab. 2, 3, 4, 5, 6, wurde freundlicherweise vom Medi-A-Derm Verlag, München, genehmigt. Alle weiteren Abbildungen wurden mit freundlicher Genehmigung von der Herausgeberin bzw. den jeweiligen Autoren zur Verfügung gestellt.

© MMV Medizin Verlag GmbH, München 1997
Der MMV Medizin Verlag ist ein Unternehmen der Bertelsmann Fachinformation

Umschlag (Reihenentwurf): Dieter Vollendorf, München
Gesamtherstellung: Bosch-Druck, Landshut
ISBN 3-8208-1764-6

Inhaltsverzeichnis

Spezieller Teil 1: Klinik der Erkrankung

Spezieller Teil 2: Zelluläre Ursachen der Erkrankung

Vorwort

Das erste deutschsprachige Büchlein zum Fragile-X-Syndrom oder Marker-X-Syndrom wurde 1984 von Eberhard Schwinger und Ursula Froster-Iskenius geschrieben. Inzwischen hat sich herausgestellt, daß das mit der Chromosomenveränderung einer brüchigen Stelle am langen Arm des X-Chromosoms zusammenhängende Krankheitsbild eine große klinische Bedeutung hat. Offenbar sind es sogar zwei klinisch ähnliche Krankheitsbilder, die das Phänomen eines X-chromosomalen Fragile sites zeigen. Die mit dem Syndrom einhergehende geistige Behinderung ist die häufigste geistige Behinderung mit einer definierten einzelnen Ursache überhaupt.

Im vorliegenden Buch stellt Ursula Froster die ganze Entwicklung, die in den letzten 15 Jahren für dieses Krankheitsbild stattgefunden hat, zusammen.

Ich selber kann aus meiner Sicht nur befürworten, daß ein solches Buch erscheint. Eltern mit betroffenen Kindern, aber auch Familien mit betroffenen Erwachsenen sind bis jetzt ohne jede auch für den Laien verständliche Anleitung. Aus den Selbsthilfegruppen für das Krankheitsbild, die inzwischen ein fast flächendeckendes Netzwerk in Deutschland aufgebaut haben, wird immer wieder die Anfrage gestellt, ob auf diesem Gebiet etwas allgemein Verständliches verfaßt werden könnte.

Mit dem vorliegenden Buch werden darüber hinaus auch interessierte Mediziner und medizinische Hilfsberufe sowie engagierte Pädagogen eine Einstiegsmöglichkeit finden, das Konzept des Fragile-X-Syndroms in seiner klinischen Vielfalt und seiner molekulargenetischen Bedeutung besser zu verstehen.

München, im Juli 1997
Prof. Dr. med. Jan Murken

Vorwort

Unter Anleitung meines damaligen Doktorvaters und langjährigen Chefs, Prof. Dr. Eberhard Schwinger, begann ich 1980 mit den ersten Arbeiten zum Fragile-X-Syndrom am humangenetischen Institut der Medizinischen Universität zu Lübeck. Damals war nicht vorhersehbar, daß das Phänomen einer brüchigen Stelle am langen Arm des X-Chromosoms zu einem Krankheitsbild gehört, das in vieler Hinsicht wegweisende neue Aufschlüsse über genetische Mutationen erbringen könnte. Der zytogenetische Nachweis des Fragile sites am langen Arm des X-Chromosoms erforderte viel Fingerspitzengefühl der medizinisch-technischen Assistentinnen, unglaublich viel Geduld und ein gutes Sehvermögen bei der Auswertung am Mikroskop. Den Pionierinnen, die uns seinerzeit unterstützten, Frau Maria Weigert, Gabriele Felsch und Annegret Schulz, haben wir unsere raschen diagnostischen Fortschritte und damit unseren wissenschaftlichen Erfolg der ersten Jahre mit zu verdanken. Unsere damaligen ersten Kenntnisse des Krankheitsbildes faßten wir in einem 58seitigen Büchlein mit dem Titel „Das Marker-X-Syndrom" zusammen. Die Fortschritte der Molekulargenetik halfen dann in den kommenden Jahren den verwirrenden Erbgang, die Variation der klinischen Ausprägung und vor allem die Diagnostik zu erleichtern und besser zu verstehen. Dank der Unterstützung der Deutschen Forschungsgemeinschaft konnte ich meine wissenschaftlichen Arbeiten an diesem interessanten Krankheitsbild auch dann noch fortsetzen, als ich hauptberuflich als Frauenärztin tätig war. Die wesentliche technische Unterstützung in den letzten Jahren erhielt ich von Herrn Björn Iwers, der die Klippen des molekulargenetischen Nachweises der Mutation mit großem Geschick und Ausdauer meisterte. Die wissenschaftliche Entwicklung beim Fragile-X-Syndrom verlief in den vergangenen 15 Jahren so schnell, daß es von einer kleinen Arbeitsgruppe, wie unserer, sehr viel Einsatz und Enthusiasmus erforderte, bei einem solchen Forschungsprojekt zu verbleiben. Mit ausschlaggebend für unser fortbestehendes Engagement war vor allem der Wunsch betroffener Eltern und Familien, ihnen weiterhin mit Informationen und Rat zur Verfügung zu stehen. Daraus entstand auch die Anregung zu diesem Buch.

Zahlreiche Kolleginnen und Kollegen, die als Spezialisten in ihrem jeweiligen Fachgebiet, teilweise gemeinsam mit mir, Patienten mit Fragile-X-Syndrom betreuen, erklärten sich spontan bereit, an einem deutschsprachigen Buch zu diesem Krankheitsbild mitzuarbeiten.

Es wurde in drei Hauptteile gegliedert: einem allgemeinen Teil und zwei speziellen Teilen. Im allgemeinen Teil, dem Kompendium, haben wir alles Nützliche für die Betroffenen zusammengefaßt. Dort werden Grundlagen und Hintergründe, deren Kenntnis bei Nichtspezialisten nicht vorausgesetzt werden und die das Verständnis erleichtern, in besonderen Abschnitten erläutert. Ergänzt wird dies durch ein ausführliches Glossar mit Fachbegriffen am Ende des Buchs. Somit wollen wir gewährleisten, daß auch Nichtspezialisten – wie auch Mitglieder betroffener Familien – Zugang zu den neuesten medizinischen und genetischen Erkenntnissen erlangen. In den speziellen Teilen werden die weitere Einzelheiten zum Fragile-X-Syndrom dargestellt: im ersten speziellen Teil zu den klinischen Aspekten und im zweiten speziellen Teil zu den zellulären Grundlagen des Krankheitsbildes. Diese Kapitel wenden sich speziell an Mediziner und Pädagogen.

Herr Prof. Dr. med. F. Oberhuser, der frühere Direktor der Universitäts-Frauenklinik Lübeck, war mir in vielen Jahren engagierter Förderer und Mentor.

Mein besonderer Dank gilt Frau Prof. Dr. med. Dr. h.c. Renate Huch und Herrn Prof. Dr. med. Dr. h.c. Albert Huch, die mir während meines Forschungsaufenthaltes im Perinatalphysiologischen Labor der Universitätsklinik Zürich die Möglichkeiten boten, das Buch zusammenzustellen, und mir mit fachlichem und persönlichem Rat zur Seite standen.

Auch meinen Mitarbeitern am Institut für Humangenetik der Universität Leipzig danke ich für die Unterstützung bei der Endfassung des Buchs. Meiner Familie, besonders meinem Mann, danke ich für die stetige Unterstützung und Ermunterung.

Ich würde mich freuen, wenn das Buch sein Ziel erreichte, sowohl für Mediziner und Pädagogen, die Fragile-X-Syndrom-Patienten betreuen, nützlich zu sein und gleichzeitig für die Eltern und Familien eine umfassende Informationsquelle darzustellen.

Leipzig, im Juli 1997
Prof. Dr. med. Ursula Froster

Yvette, Tobias, Anne – Entwicklungsberichte von Kindern mit Fragile-X-Syndrom aus Sicht ihrer Eltern

Yvette

Yvette wurde am 9. November 1988 in Berlin als zweites Kind geboren; sie hat eine sechs Jahre ältere Schwester. Ihre Geburt mußte im Krankenhaus 10 Tage vor dem errechneten Zeitpunkt künstlich eingeleitet werden, weil der Verlust des Fruchtwassers zu einer Gefahr für das Kind wurde. Die ersten Untersuchungen im Krankenhaus ergaben keine gesundheitlichen Beeinträchtigungen des Kindes. Erst im Januar 1989 stellte dann der Kinderarzt fest, daß Yvette an drei Nabelbrüchen litt.

Sie kam im September 1989 in eine Kindertagesstätte, in der es mit ihr bis zum Wechsel der Kita-Leitung und der Erzieher im Januar 1991 keine ungewöhnlichen Probleme gab. Ihre Laufentwicklung war zwar verzögert, ließ sich aber mit den noch immer nicht ausgeheilten, schmerzhaften Nabelbrüchen erklären. Außerdem stellten sich Probleme bei der Verdauung ein, die sich in häufigem Erbrechen äußerten. Besonders Hülsenfrüchte vertrug Yvette nicht, was wir den Erzieherinnen im Kindergarten leider nicht vermitteln konnten. Mit dem Personalwechsel in der Kita im Januar 1991 war dann eine deutlich spürbare Veränderung im Verhalten von Yvette zu registrieren: Sie wälzte sich im Kinderbett, schrie bis in die Morgenstunden, schlug sich selbst, begann plötzlich und scheinbar unmotiviert zu weinen und erbrach sich immer häufiger. Wir sahen uns schließlich im Interesse des Kindes gezwungen den Kindergartenplatz aufzugeben.

Bis 1994 änderte sich ihr Verhalten nur langsam, immer wieder waren Rückfälle zu verzeichnen. Es zeigten sich weitere Retardierungen in ihrer Entwicklung: Yvette ist inkontinent, ihre Sprachentwicklung ist verzögert, sie hat motorische Schwierigkeiten, besonders beim Treppensteigen, außerdem zeigt sie auffällige Kontaktschwierigkeiten zu anderen Kindern. Im April 1994 begann die Einzelfallhilfe für Yvette.

Im Februar 1995 erhielten wir die Diagnose einer genetischen Untersuchung der Kinderklinik am Heubnerweg: Yvette leidet am Fragile-X-Syndrom. Auch die Untersuchungen bei Mutter und Schwester ergaben positive Befunde. Seit August 1995 besucht Yvette die Finkenkrug-Schule, eine Schule für Behinderte.

Tobias

Tobias ist mittlerweile vier Jahre alt, mit 1,05 m sehr groß für sein Alter, kontaktfreudig und

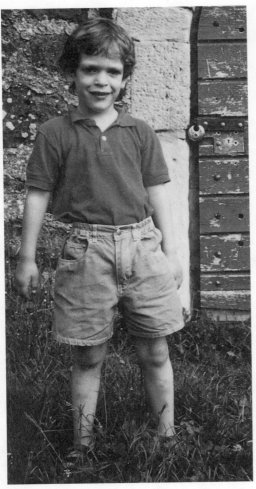

Abb. 1: Tobias ist jetzt vier Jahre alt und ein sehr kontaktfreudiges, quirliges Kind.

sehr quirlig (Abb. 1). Er ist an allem interessiert, was in seiner Umgebung passiert, fragt genau nach, wie alles heißt, wie etwas funktioniert, welche Aktivitäten am Tag geplant sind usw. Er findet sich relativ schnell in einer neuen Umgebung zurecht, schließt schnell Freundschaft mit Leuten, die auf ihn eingehen, und bleibt auch ohne Probleme bei vertrauten Personen. Am interessantesten ist es für ihn, alles nachzuahmen, was die Erwachsenen

machen: im Haushalt, beim Einkaufen, bei handwerklichen Arbeiten.

Wird Tobias müde, oder hat er seine Belastungs- bzw. Frustrationsgrenze erreicht, wird es anstrengend mit ihm zurecht zu kommen. Er ist dann quengelig, weinerlich, jammert nach seiner Flasche (das Nuckelbedürfnis ist noch sehr ausgeprägt), beißt sich in die Handrücken, flattert mit den Händen, wirft Gegenstände wahllos und mit großer Kraft durch die Gegend, wirft sich auf den Boden. Er reagiert nicht mehr auf Erklärungen und Beruhigungen, sondern steigert sich immer mehr in seinen Wut- und Zornausbruch hinein.

Es kostet viel Kraft und Geduld ihn aus seiner Stimmung wieder herauszuholen. Am günstigsten ist ein schneller Situationswechsel und dadurch Ablenkung. Ansonsten ist der „Anfall" erst beendet, wenn Tobias fest in die Arme genommen wird und durch Weinen die Anspannung lösen kann.

Tobias kam durch eine komplikationslose und schnelle Spontangeburt auf die Welt, sogar eine Woche vor dem errechneten Termin. Er entwickelte sich völlig normal und unauffällig. Er war ein ausgesprochen pflegeleichtes Baby, schlief sehr viel, trank gut, schrie wenig bis zum Durchbruch der ersten Zähne, ließ sich problemlos überall mit hinnehmen.

Erst im Alter von 2 bis 3 Monaten fiel uns auf, daß Tobias eine sehr weiche, schlaffe Muskulatur hat und seine ganze Entwicklung verzögert ist. Außerdem war er übermäßig schreckhaft und fremdelte stark bei unbekannten Personen. Sein Vater und dessen Familie bestand bereits sehr früh darauf, Tobias beim Kinderarzt und bei Fachärzten auf Ursachen für seinen Entwicklungsverzögerung und Muskelschwäche untersuchen zu lassen. Ich als Mutter wehrte mich lange Zeit dagegen, die Entwicklungsverzögerung von Tobias als Krankheit wahrzunehmen. Ich verteidigte sie vielmehr als sein individuelles Merkmal, wollte Tobias auch bewußt nicht an üblichen Entwicklungsstandards messen.

Über den Schwimmlehrer beim Baby-schwimmen bekam ich den Rat, mich an das Sozialpädiatrische Zentrum für Entwicklungs-verzögerungen zu wenden, um entsprechende Untersuchungen zur Klärung seiner weichen Muskulatur vornehmen zu lassen. Sowohl der Kinderarzt als auch ein homöopathischer Arzt sa-hen die Untersuchungen eher als überflüssig an. Bei den üblichen Grunduntersuchungen wurden keine Auffälligkeiten attestiert. Bestärkt noch durch das Drängen unseres Hausarztes stellte ich Tobias zum ersten Mal bei der pädiatrischen Abteilung der Universitätsklinik vor. Dort wur-den eindeutig Muskelhypotonie und stärkere all-gemeine Entwicklungsverzögerung, sowohl im motorischen wie auch im kognitiven Bereich, festgestellt. Parallel dazu klapperten wir Augen- und Ohrenärzte ab. Letzte Station war die hu-mangenetische Abteilung der Universitätsklinik. Dort wurde ein erster Verdacht auf eine spezifi-sche Erbkrankheit geäußert, jedoch sollte erst eine Blutuntersuchung ein eindeutiges Ergebnis bringen. Dieses erreichte uns einige Wochen spä-ter völlig unerwartet am Telefon, sozusagen mit „Holzhammermethode": Mein Kind hat die Erbkrankheit „Marker-X-Syndrom", ist geistig behindert, wird nie völlig selbständig sein, son-dern ein Pflegefall, wird keine Regelschule besuchen oder einen normalen Beruf ausüben können – außer vielleicht gerade noch als Handwerker – und wird mit großer Wahrschein-lichkeit später einmal in einem Heim unter-gebracht sein.

Als Eltern waren wir beide wie vor den Kopf geschlagen. Was heißt dies alles für den tägli-chen Umgang mit Tobias? Wie kann man ihn bei seiner Entwicklung weitestmöglich und sinnvoll unterstützten? Wie geht man mit die-ser Krankheit um?

Ich habe am Anfang nur noch geheult, fühlte mich mit einem Mal mit meinem Kind von den Müttern mit gesunden Kindern ausgegrenzt. Wann und wie erzähle ich der Familien, den Freunden und anderen Müttern von seiner Krankheit? Stigmatisiere ich damit Tobias

nicht ein für alle Mal mit dem Stempel „behin-dert"? Wie gehen die Leute nach dieser Mitteilung mit meinem Kind um? Wie fühlte ich mich als Mutter eines behinderten Kindes? Die Welt stand mit einem Mal Kopf, ich fühlte mich mit allem sehr allein gelassen.

Ich brauchte einige Wochen, um mit der neuen Situation vertraut zu werden. Erst lang-sam begann ich damit, wieder Selbstvertrauen zu gewinnen, seine Krankheit handhaben zu lernen und über sie sprechen zu können: in der Krabbelstube, bei Ärzten und in Müttterkreisen.

Kurz nach der Diagnose hatte ich die irratio-nale Angst, ob sich das Kind überhaupt noch weiterentwickelt, oder ob irgendwann ein völ-liger Stillstand eintritt. Erreicht Tobias noch weitere Entwicklungsstufen, wird er sich zu größerer Selbständigkeit entwickeln können, vor allem wird er fähig sein, seinen Intellekt zu entwickeln? Durch Gespräche im Sozialpä-diatrischen Zentrum, in Elterngruppen, insbe-sondere in der Elternselbsthilfegruppe „Mar-ker-X-Syndrom", mit Freunden und vor allem durch die kontinuierliche Betreuung der Früh-förderung der Lebenshilfe erfuhr ich viel Rat und Hilfe. Die Frühförderin kommt seit ein-einhalb Jahren einmal wöchentlich für eine Stunde zu uns nach Hause, um mit Tobias im Rahmen einer Spieltherapie Konzentrations-fähigkeit, Ausdauer und Ausbildung der Fein-motorik zu üben. Es beruhigte mich, zu beob-achten, daß Tobias erstaunliche Fortschritte machte. Ich erlebte alltäglich, daß seine Ent-wicklung zwar verzögert, aber doch stetig im kommunikativen, interaktiven und moto-rischen Bereich voranging. Mit größerer Gelassenheit, fand ich die Geduld ihn immer wieder zu ermutigen.

Sowohl in der Krabbelstube wie später im in-tegrativen Kindergarten war Tobias sehr gut in die Kindergruppe einbezogen und entwickelte ein Vertrauensverhältnis zu seinen Betreuern. Mit der Zeit konnte ich entspannter die einzel-nen Entwicklungsphasen mit ihm durchlaufen. Es dauerte länger bis er selbständig und stabil

Anne

15.6.76, 18 Uhr, Geburt von Anne. Die Geburt wurde seit dem Morgen eingeleitet, da der Geburtstermin um 9 Tage überschritten war. Leichte Übertragungsmerkmale (z. B. sehr lange Fingernägel) waren bei ihr erkennbar. Mit Ausnahme von „Segelohren" bestanden keine weiteren Auffälligkeiten (Abb. 2).

Anne ist ein sehr ruhiges Baby mit schlechtem Saugreflex. Sie trinkt nicht an der Brust und das Füttern ist sehr langwierig – aber Anne war noch kaum geboren, da suchte und fand sie bereits ihren Daumen. Nach 5 Wochen schlief sie nachts 8 Stunden durch. Mit 6 Wochen äußert sie ihr erstes lautes Juchzen, mit 2½ Monaten (Abb. 3) kann sie schon richtig greifen, mit 5 Monaten hält sie ihre Zehen fest.

Anfang Februar 77 kann Anne sitzen (Abb. 4) und stellt sich mit 8 Monaten im Laufstall das erste Mal hin; im März läuft sie an Möbeln. Anne krabbelt nicht, sondern kriecht auf dem Bauch. Sie zeigt eine große Liebe zu Schuhen, die bis heute geblieben ist (Abb. 5), und sie beginnt zu sprechen: „papapa mamama hm nam". Sie fremdelt jetzt. Mit einem Jahr reiht sie Silben aneinander: „geigeigei", und mit 14 Monaten läuft sie das erste Mal alleine. Im Oktober 77 zeigt sie eine gezielte Ansprache: Mama und Papa. Anne ißt alleine, z. B. Joghurt.

Im Alter von 17 Monaten hat Anne eine erste schwere Mittelohrentzündung. Zwei Monate später kann sie etwa 25 einzelne Wörter sprechen; in den nächsten 2 Monaten werden es mindestens 20 bis 30 Wörter mehr.

Am 1.3.78 benennt sich Anne das erste Mal selbst. Im September spricht sie Zwei- bis Drei-Wort-Sätze und „ich". Besonders viel Spaß macht ihr alles, was sich bewegt: Rutscheauto, Roller. Es ist fast unmöglich, ihr etwas anzuziehen, was ihr nicht gefällt, speziell Schuhe, die sie sich meist selbst richtig anzieht. Im November 78 kann Anne alleine Roller fahren, baut mit Lego und kann die meisten Farben richtig benennen.

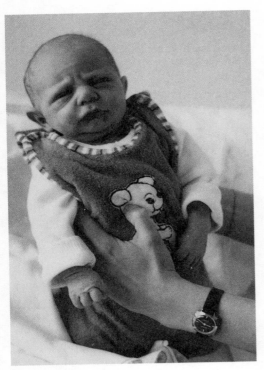

Abb. 2: Anne im Alter von 2 Tagen.

laufen konnte, vor allem größere Strecken. Viel Geduld war notwendig, um ihn behutsam dahin zu führen, sich eine längere Zeit mit einer Sache intensiv zu beschäftigen und nicht nach fünf Minuten alles hinzuwerfen.

Seine sprachliche Entwicklung ging schleppender voran. Lange Zeit befürchtete ich, daß er keine eigenen Gedanken entwickeln kann, sondern Vorgesagtes nur wiederholt. Auch das hat sich geändert! Er kann mittlerweile sehr genau sagen was er will, was nicht. Er erinnert sich mit Unterstützung von mir an vorangehende Ereignisse, behält Personennamen in seinem Gedächtnis usw.

Mir macht es große Freude Tobias großzuziehen, trotz aller Anstrengungen, und ich sehe den nächsten Jahren ruhig und mit Spannung entgegen.

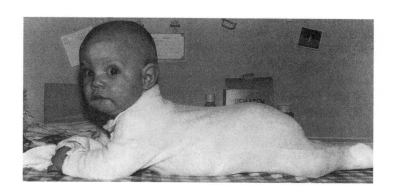

Abb. 3: 1976, Anne ist
3 Monate alt.

Im Februar 79 wird unsere zweite Tochter geboren.

Anne springt beidfüßig von kleinen Erhebungen. Sie ist ein sehr fröhliches Kind, das gerne tobt und herumläuft, aber durchaus auch ein bis zwei Stunden (statt Mittagsschlaf zu halten) allein in ihrem Zimmer spielt. Dabei unterhält sie sich hauptsächlich mit Puppen, bzw. die Puppen müssen alles tun, was sie selbst kann. Aber auch Bilderbücher schaut sie gerne an und sie beginnt mit einfachen Puzzles.

April 79: Anne ist jetzt ganztägig trocken. Manchmal ist nach dem Schlafen die Unterhose naß. Ob sie vergißt die Unterhose auszuziehen oder es doch zu schnell gehen muß, haben wir nie herausgefunden. Ende Mai schlägt sich Anne beim Hopsen auf den Betten einen Zahn aus und die Oberlippe muß genäht werden. Seitdem hat sie eine panische Angst vor Ärzten und Spritzen.

Im Juni 79, im Alter von drei Jahren, spricht sie in ganzen Sätzen: „Was machst Du da eigentlich?" und redet den ganzen Tag. Zu ihrem dritten Geburtstag bekommt sie ihren sehnlichsten Wunsch erfüllt, ein Fahrrad mit Stützrädern. Man kommt gar nicht so schnell hinter ihr her, wie sie vom ersten Tag an losrast. Mit Schwimmflügeln schwimmt sie auch quer durch das Schwimmbecken. Andererseits verhält sie sich häufig etwas tolpatschig, so daß viel umfällt. Vielleicht ist das aber auch die Reaktion auf die jüngere Schwester, die im

Februar geboren wurde. Sie ist teilweise doch recht eifersüchtig, versucht mich zu ärgern und sagt zu allem „nein".

Im Januar 80 bekommt Anne einen Platz im Kindergarten und geht sehr gerne dorthin. Wegen ihrer Fröhlichkeit ist sie gleich sehr beliebt. Was uns Eltern zu dem Zeitpunkt immer stärker auffällt ist, daß Anne sehr verwaschen spricht und häufig Sätze unvollständig beläßt oder ins Stocken kommt, wenn man einen Sachverhalt nachfragt. Meist kann sie dann nicht mehr antworten. Sie fragt nie „Warum?" sondern höchstens „Und dann?" Der Vergleich mit einem gleichaltrigen Kindergartenfreund macht uns immer nachdenklicher.

Sommer 80: Anne bringt sich selbst Fahrradfahren ohne Stützräder bei (Abb. 6), auf einem viel zu großen Kinderrad, auf dem sie nicht sitzen kann. Andererseits fällt uns auf, daß Anne nicht so flüssig läuft wie andere Kinder und daß sie meist noch die Treppe in einzelnen Schritten heruntergeht. Ich ertappe mich dabei, daß ich sie sehr intensiv im Vergleich zu anderen Kindern beobachte, z. B. auf Kindergeburtstagen, und feststelle, daß Anne viele Spiele nicht mitmacht (weil sie sie wahrscheinlich nicht kann) und daß sie Bälle schlecht fängt und wirft.

Im Herbst 81 werden bei Anne Mandeln und Polypen entfernt, da die Mittelohrentzündungen und Erkältungen überhand nehmen.

17

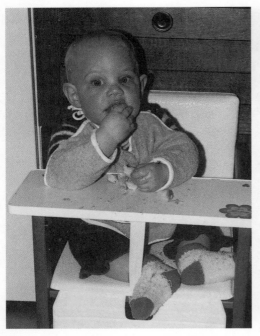 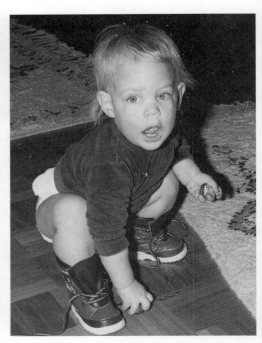

Abb. 4, links: April 1977, Anne ist 10 Monate alt. Abb. 5, rechts: Anne im Alter von 20 Monaten. Sie zeigt eine besondere Vorliebe für Schuhe.

Im Januar 82 ist der Einschulungstest: Anne kann keinen Ball fangen, läuft schlecht auf vorgezogener Linie und kann kaum ein Haus malen. Die Amtsärztin empfiehlt dringendst den Schulkindergarten, auch weil Anne noch sehr klein ist. Die Kindergärtnerin ist absolut gegen den Schulkindergarten und erklärt Anne für schulreif. Auf meine Einwände und Aufzählungen, was Anne im Vergleich zu Gleichaltrigen nicht kann, wird die Kindergärtnerin wütend und erklärt mich für viel zu ehrgeizig.

Im Mai 82: Geburt unserer dritten Tochter.

Im Herbst 82 kommt Anne in den Schulkindergarten. Sie kann alleine hingehen, da es nur 5 Minuten Fußweg sind. Anfangs ist sie sehr begeistert, aber schon nach wenigen Wochen freut sie sich auf die Ferien. Es scheint ihr zu anstrengend zu sein. Bei den ersten beiden Treffen mit der Schulkindergärtnerin wird Anne mir gegenüber überschwenglich gelobt. Beim ersten Treffen werde ich sogar gefragt,

warum Anne eigentlich nicht in der Schule ist. Daraufhin gehe ich beruhigt nach Hause und kümmere mich auch nicht besonders darum, ob Anne Hausaufgaben auf hat oder nicht. Es scheint ja alles bestens zu klappen. Zu einem weiteren Gespräch Ende des Schuljahres werde ich nicht eingeladen und halte es auch meinerseits nicht für notwendig.

Juli 83: Umzug in unser eigenes Haus, das in 15 Monaten mit sehr viel Eigenleistung hochgezogen worden war.

August 83: Anne kommt im neuen Ort in die Schule (Abb. 7). Sehr bald merken wir, daß Anne enorme Probleme hat, Buchstaben zu erkennen und sie auf einer Zeile zu schreiben. So setzen wir uns, entgegen unseren Prinzipien, nachmittags neben das Kind und führen ihr z. T. den Bleistift, damit sie überhaupt einen Buchstaben hinbekommt.

Einen Monat später, am ersten Elternabend, werde ich von der Klassenlehrerin angesprochen, die dringend wissen möchte, was mit Anne los ist. Da ich selbst keine Antwort darauf weiß, empfiehlt sie mir, eine Blutuntersuchung auf Anämie durchführen zu lassen, da das Kind überhaupt nicht belastbar sei, sich nicht konzentrieren könne und während des Unterrichtes einschlafe. Das Ergebnis der Blutuntersuchungen ist unauffällig.

Wieder einen Monat später empfiehlt mir die Klassenlehrerin dringend Anne noch ein Jahr in den Schulkindergarten zu schicken. Ich lehne das ab, da der Besuch des Schulkindergartens im vorigen Wohnort ja offensichtlich erfolgreich war. Wir sitzen nachmittags mittlerweile 2 bis 3 Stunden mit dem Kind an den Schularbeiten. Ich übe Schreiben und Lesen mit ihr, mein Mann Rechnen. Anne ist überhaupt nicht motiviert, irgendetwas zu lernen, und sträubt sich bei allem, was Anforderungen an sie stellt. Wir arbeiten also immer nur gegen Widerstand. Von der Klassenlehrerin bekomme ich Material über MCD-Kinder (Minimale Cerebrale Dysfunktion). Ich lasse Anne von meiner Kinderärztin, die auch Kinderpsychologin ist, testen. Mehrere Stunden wird Anne in meinem Beisein liebevoll untersucht und getestet. Das Ergebnis ist positiv. Für mich ist es einerseits erschütternd – andererseits habe ich jetzt das Gefühl zu wissen, was mit Anne los ist, obwohl ich immer noch nach der Ursache frage.

Auf eine weitere Empfehlung der Klassenlehrerin wird Anne im November 83 beim Schulpsychologischen Dienst getestet. Als Ergebnis wird mir mitgeteilt, das Kind habe einen normalen IQ. Im häuslichen Bereich sei sie besser als der Durchschnitt, in der Mathematik habe sie offensichtlich Schwierigkeiten und wir sollten mit ihr arbeiten. Anschließend wurde ich alleine befragt, wie die häusliche Situation sei usw. Auf meine Nachfrage, was denn nun wirklich mit Anne sei, erhielt ich die Antwort: „Meiner Meinung nach haben Sie dieses Kind schon in der Schwangerschaft abgelehnt. Diese Ablehnung hat das Kind gespürt und deshalb zeigt es jetzt Verhaltensstörun-

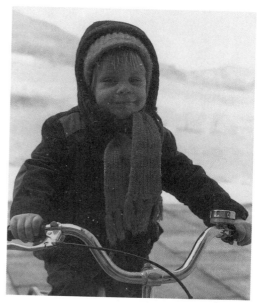

Abb. 6: Anne auf dem Fahrrad, 3³/₄ Jahre alt.

gen". Ich war fassungslos, schaffte es dann noch zu entgegnen, daß bei Anne eine MCD festgestellt worden sei. „Das ist dummes Geschwätz. MCD gibt es nicht, das ist nur eine Ausrede der Ärzte", war die Entgegnung. Damit war der Schulpsychologische Dienst für mich „erledigt".

Irgendwann im Herbst bricht bei Anne der Knoten. Sie kann plötzlich jeden Buchstaben schreiben und benennen, aber sie kann nicht lesen. Die Nachmittage werden für Anne, meinen Mann und mich zum Horrortrip. Wir Eltern können einfach nicht begreifen, daß man Buchstaben durch Zusammenziehen nicht als Wort lesen kann, und daß es so schwierig sein soll, „3+4" zusammenzurechnen. Immer wieder sagen wir uns, daß man ein Gehirn trainieren kann und daß wir nur lange genug Ausdauer haben müssen, denn nach allen vorliegenden Untersuchungen dürfen wir ja davon ausgehen, daß unsere Tochter gesund und normal intelligent ist. Mein Mann schreibt ein Matheprogramm auf dem Computer, aber so-

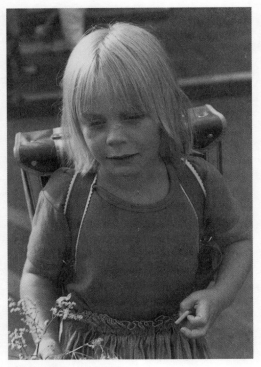

Abb. 7: Annes erster Schultag.

Anne ist auch im Schwimmverein und macht das Bronze- und Silberabzeichen. Gold schafft sie wegen des langen Tauchens nicht. Fahrradfahren ist nach wie vor ihre Lieblingsbeschäftigung. Rollschuhfahren und Schlittschuhlaufen lernt sie ebenfalls relativ schnell.

Ein Jahr später wiederholt Anne das 2. Schuljahr und bekommt eine Lehrerin mit Montessori-Erfahrung, die in der Klasse differenzierte Stillarbeit macht und verantwortlich dafür ist, daß Anne weiterhin auf der Grundschule bleiben darf und nicht in eine Sonderschule muß.

April 86 (Abb. 8.): Anne geht viermal pro Woche nach der Schule zu einer Sonderschullehrerin, die systematisch nur Addieren und Subtrahieren mit ihr übt. Bis zum Ende des 4. Schuljahres halten wir durch – ich muß sie fahren. Das Einmaleins lernt Anne sehr schnell und ist auch bald recht sicher in dieser Rechenart. Auch schriftliches Dividieren lernt sie mit viel Hilfe des Vaters. Sie schreibt mittlerweile recht ordentlich, aber häufig kann sie das Geschriebene nicht wieder lesen. Nachmittag für Nachmittag üben wir also eine halbe Seite zu lesen.

Anne bekommt ein Zwergkaninchen in der Hoffnung, daß sich ihre Angst vor Tieren verbessert. Diese Erwartung erfüllt sich nicht, obwohl sie das Kaninchen sehr sorgfältig füttert, aber sie nimmt es selbst nie auf den Arm.

Frühjahr 87: Die ganze Familie schickt Blut zur zytogenetischen Untersuchung auf das Marker-X-Syndrom. Eine Schwester von mir war 1986 zur genetischen Beratung gegangen. Dort war bei dreien ihrer vier Kinder das Marker-X-Syndrom diagnostiziert worden. Das Ergebnis unserer Blutuntersuchungen trifft uns sehr, da alle drei Töchter von uns ebenfalls vom Marker-X-Syndrom betroffen sind, jedoch in unterschiedlicher Ausprägung. Anne ist von unseren Töchtern am zweitschlimmsten betroffen. Die Jüngste trägt die Anlage in der stärksten Ausprägung, die Mittlere in der schwächsten. Bei ihr zeigen sich Ausfälle besonders im mathematischen Bereich.

bald Anne merkt, daß irgendetwas in Arbeit ausartet, verweigert sie sich. Trotz des Schulstresses ist Anne weiterhin ein fröhliches Kind, gerne gesehen in der Nachbarschaft. Sie hat auch eine nette Schulfreundin. Samstags holt sie für die Familie Brötchen mit dem Fahrrad, obwohl sie dafür über eine vielbefahrene Straße muß. Bezüglich ihres Verhaltens im Straßenverkehr können wir uns 100prozentig auf sie verlassen. Anne hat nur eine entsetzliche Angst vor Hunden, um die sie – bis heute – einen weiten Bogen schlägt.

September 84: Anne geht einmal pro Woche zur Krankengymnastik. Dort wird speziell für MCD-Kinder geturnt: Gleichgewichtsübungen, Balltraining, Springen usw. Diese Gymnastik halten wir bis zum Frühjahr 86 durch, dann habe ich den Eindruck, daß es Anne nicht weiter bringt und breche ab.

Winter 87: Wir überlegen, auf welche Schule Anne im nächsten Jahr wechseln soll. Die Waldorfschule hatte mir schon vor ein bis zwei Jahren eine Absage erteilt, da ich am Telefon bereits erwähnt hatte, daß bei Anne eine MCD festgestellt worden war. Eine Schule für MCD-Kinder fiel auch durch unser Raster, da dort fast nur Jungen unterrichtet wurden und uns von Eltern erzählt wurde, daß es häufig zu Schlägereien käme. Das wollten wir unserer sanften Anne nicht zumuten. Einen Vormittag hospitierten wir bei der Montessori-Hauptschule, die uns recht gut gefiel. Was uns störte war die Tatsache, daß mehrmals am Vormittag die Lerngruppen für die verschiedenen Fächer verändert wurden. Außerdem wäre diese Schule für Anne verkehrsmäßig sehr schlecht zu erreichen gewesen. Ein Informationsabend bei der benachbarten Hauptschule überzeugte uns auch nicht vollkommen. Zusätzlich hatten wir dort etwas Angst vor dem sozialen Umfeld. Also hospitierten wir auch noch bei einer Gesamtschule, die uns dringend von Annes Klassenlehrerin empfohlen worden war. Ein Gespräch mit dem Direktor, in welchem wir Anne als MCD-Kind angaben, verlief sehr positiv und wir waren heilfroh, daß sie angenommen wurde.

Im Sommer 88 wechselt Anne auf die Gesamtschule und schafft es bestens, den Bus (einmal umsteigen) zu benutzen. Da Anne sehr angepaßt, ruhig und zuverlässig ist, erobert sie sich bald das Herz der Klassenlehrerin, die stark daran beteiligt ist, daß Anne nach der 10. Klasse, im Sommer 94, den Hauptschulabschluß bekommt. Dank der Tatsache, daß Hausaufgaben seltener aufgegeben werden, entspannt sich die häusliche Nachmittagssituation. Anne kommt von Anfang an in Förderkurse: erst „verstehendes Lesen", später Mathe. Im Deutschen verbessert sie sich laufend, Mathe muß weiterhin für Arbeiten eingepaukt werden (Abb. 9).

Allgemein wäre zu sagen, daß Anne ungefähr im 8. Schuljahr, also mit 15 Jahren, endlich in

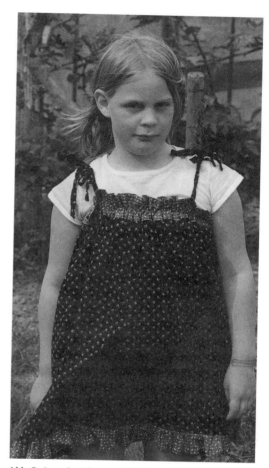

Abb. 8: Anne im Alter von 10 Jahren.

der Lage ist, unbekannte Texte sofort zu lesen und zu erfassen, z. B. beim Fernsehprogramm fiel es mir auf. Die Uhr kann sie bis heute nur digital lesen. Viertel vor und nach der vollen Stunde zu erkennen, klappt auch, aber z. B. „17.40 Uhr" in „20 vor 6 Uhr" umzubenennen, ist ihr noch nicht möglich. Mit Geld kann sie insofern umgehen, als daß sie immer darauf achtet, nicht mehr auszugeben, als sie dabei hat. Und meistens nimmt sie nicht mehr als 50 DM mit. Sie fährt jetzt auch Zug und scheint teilweise die Fahrpläne lesen zu können. An Zeiten hält sie sich, aber man nennt ihr am

21

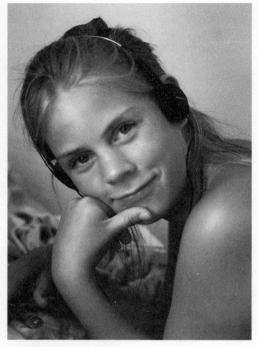

Abb. 9: Anne ist 13 Jahre alt.

besten die Digitalzeit. Bestens bewährt hat sich ihre Armbanduhr mit Normal- und Digitalzeitangabe.

Winter 93/94: Anne wird im Arbeitsamt getestet. Der Test ist nicht bewertbar, so daß sie zu einem zweiten Test eingeladen wird, der mehrere Stunden dauert. Auch dieser Test fällt sehr schlecht aus. Das Arbeitsamt erklärt mir daraufhin, daß Anne nicht für eine Lehre geeignet sei, selbst nicht im Jugenddorf für Lernbehinderte. Ich bestehe darauf, daß Anne eine Chance bekommt und so macht sie im Frühjahr 94 ein vierwöchiges Praktikum in der Hauswirtschaft im Jugenddorf. Das Ergebnis ist auch hier niederschmetternd. Anne wird vom Berufsberater gesagt, sie wisse ja, daß sie behindert sei und wieso sie überhaupt den Hauptschulabschluß geschafft habe, könne man nicht verstehen. Es bleibt uns nichts anderes übrig, als Anne für ein Jahr in ein anderes Jugenddorf zum Berufsvorbereitungsjahr zu schicken. Dort muß sie anfangs jeweils einige Wochen in verschiedenen Werkstätten arbeiten. Ab Weihnachten 94 ist sie größtenteils in der Großküche, der Lehrküche und im Textilbereich. Im Frühjahr 95 wird uns empfohlen, Anne ein zweites Jahr in der Berufsvorbereitung zu lassen. Auf unsere Nachfrage stellt sich heraus, daß alleine die Ergebnisse in Mathe unter dem Strich sind, ansonsten wird sie von allen Betreuern und Lehrern positiv eingeschätzt. Daraufhin bekommt sie nun doch noch einen Platz in einem näheren Jugenddorf für eine Ausbildung zur Hauswirtschaftshelferin.

Seit dem 1.8.95 macht Anne diese Lehre mit viel Freude und Elan. Am Wochenende legt sie die Heimfahrt (ca. 25 km) mit dem Mofa zurück.

(Die Entwicklungsberichte wurden im Februar 1995 verfaßt.)

Allgemeiner Teil: Kompendium

1

Vererbte geistige Behinderungen – Abgrenzung des Fragile-X-Syndroms

Ursula G. Froster

Geistige Behinderung gehört noch immer zu den ungelösten Gesundheitsproblemen unserer Zeit. Man geht davon aus, daß ca. 2 bis 3 % der Bevölkerung davon betroffen sind (Bundey & Carter, 1974). Geistige Behinderung hat sehr unterschiedliche Ursachen. Ein größeres Interesse an der Erforschung dieser Ursachen begann in den 60er Jahren. Dies ging mit einem verbesserten Verständnis der biologischen Grundlagen der Vererbung beim Menschen und vor allem mit den Fortschritten der Zytogenetik einher.

Beitrag der genetischen Entwicklung zur Ursachenabklärung

Nur für einen kleinen Teil der geistigen Behinderungen konnten von genetischer Seite aus Ursachen erkannt werden. Dabei handelte es sich beispielsweise um Erkrankungen, die auf Veränderungen der Erbanlageträger *(Chromosomen)* beruhen.

Das klassische Beispiel einer zahlenmäßigen Chromosomenstörung ist das Down-Syndrom, bei dem eine Trisomie (dreifaches Vorhandensein) des Chromosoms 21 vorliegt (de Grouchy & Turleau, 1977). Strukturveränderungen der Erbanlageträger, wie beim Wolff-Hirschhorn-Syndrom, bei dem ein kleiner Teil des kurzen

Chromosomen sind die Träger der Erbanlagen. Jeder Mensch hat in seinen Körperzellen 46 Erbanlageträger, die paarweise angelegt sind. Der Erbträgersatz besteht aus 44 Autosomen und 2 Gonosomen, d. h. Geschlechtschromosomen, also XX bei der Frau und XY beim Mann.

Als Krankheitsursachen sind heute zahlenmäßige Veränderungen des Erbanlageträgersatzes (Trisomien oder Monosomien) bekannt. Es können aber auch Strukturveränderungen, z. B. Fehlen von Teilen eines Erbanlageträgers (Deletion) oder zusätzliches Vorhandensein von Erbmaterial (Duplikation) vorkommen. Auf den Erbanlageträgern ist die Erbinformation (die Gene) eng gepackt. Veränderungen der sichtbaren Erbanlageträger sind gleichzeitig Veränderung der Erbsubstanz (vgl. Mutation).

Arms des Chromosoms 4 verloren ging, oder beim Katzenschrei-Syndrom (Verlust eines kleinen Stückes des Chromosoms 5) wurden erst mit fortgeschrittenen Techniken der Zytogenetik, vor allem nach Einführung von spezifischen Anfärbetechniken der Erbanlageträger, abgrenzbar.

Die Verbindung von Techniken zur Darstellung der Feinstruktur der Chromosomen durch Anlagerung *molekularer Sonden* ermöglichte die Darstellung von kleinen und kleinsten Verlusten von Chromosomenabschnitten, z. B. beim Prader-Willi-Syndrom oder der diGeorge-Anomalie.

Diese Krankheitsbilder konnten früher nur klinisch abgegrenzt werden. Die weitere Entwicklung verstärkt zunehmend die Rolle der molekularen Zytogenetik und der Molekulargenetik im Rahmen der spezifischen Diagnostik bei komplexen Krankheitsbildern mit geistiger Behinderung. Zunehmend mehr Krankheitsbilder, die früher ausschließlich klinisch diagnostizierbar waren, konnten im Genom identifiziert werden (Winter, 1996).

Molekulare Sonden sind spezielle Teile der Erbsubstanz, deren Lokalisation auf den Erbanlageträgern bekannt ist. Sie siedeln sich unter bestimmten Bedingungen spezifisch an einem definierten Ort an einem Erbanlageträger an (Hybridisierung). Fehlt dieser Abschnitt auf dem Erbanlageträger, kann sich die Sonde nicht anlagern und ein Verlust dieses Genortes, der sonst im Mikroskop nicht darstellbar ist, kann nachgewiesen werden.

Das *X-Chromosom* ist eines der für die Geschlechtsentwicklung verantwortlichen Erbanlageträger (Gonosom). Eine Frau hat zwei X-Chromosomen, ein Mann hat je ein X- und ein Y-Chromosom.

Geschlechtsgebunden vererbte geistige Behinderung

Die geschlechtsgebunden vererbten Formen geistiger Behinderung nehmen einen besonderen Stellenwert ein. So konnte erstmals in Colchester (England) in einer Studie über gei-

stig Behinderte festgestellt werden, daß Männer häufiger geistig minderbegabt sind als Frauen (Penrose, 1938). Einen weiteren wesentlichen Beitrag zur Abgrenzung der geschlechtsgebundenen Formen geistiger Behinderung leistete Lehrke (1972, 1974). Er wies darauf hin, daß wesentliche Gene, die für die Intelligenzentwicklung erforderlich sind auf dem *X-Chromosom* lokalisiert sein könnten. Eine sprachliche Störung trat bei Männern mit geistiger Behinderung besonders häufig auf und ein relativ höheren Verhaltens-IQ (Intelligenzquotient) im Vergleich zum verbalen IQ konnte festgestellt werden.

Klinische Abgrenzung

Die erste klinische Abgrenzung des Krankheitsbildes, das heute als Fragile-X-Syndrom oder Fragile-X-Form geistiger Behinderung bezeichnet wird, geht auf Martin und Bell (1943) zurück. Der Stammbaum, den die Autoren vorstellten, umfaßte 11 geistig behinderte Männer, die überwiegend über ihre Mütter verwandt waren. Später konnte gezeigt werden, daß diese Familie tatsächlich vom Fragile-X-Syndrom betroffen war (Richards et al., 1981). Die Darstellung dieser Familie zeigte auch erstmals, daß in einigen Teilen des Stammbaums unauffällige Männer Anlageträger sein können. Martin und Bell (1943) hatten auch die klinischen und vor allem die Gesichtsauffälligkeiten bei den betroffenen Männern der Familie charakterisiert, die in einer länglichen Gesichtsform, großen, manchmal abstehenden Ohren und zusätzlich einer Vergrößerung des Hodenvolumens bestehen. Dieser klinische Phänotyp fand unter der Bezeichnung Martin-Bell-Syndrom oder Martin-Bell-Phänotyp in der Literatur Eingang.

Ein weiterer Meilenstein in der Abgrenzung des Fragile-X-Syndroms von anderen Formen geschlechtsgebunden vererbter geistiger Behinderung war die Beschreibung einer *brüchi-*

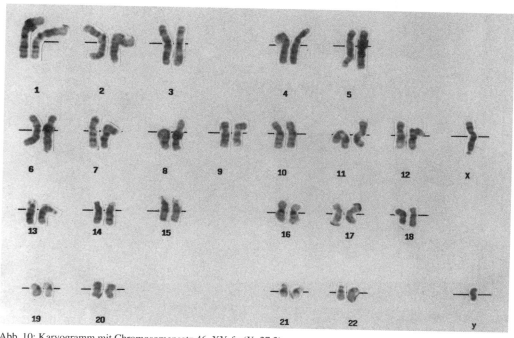

Abb. 10: Karyogramm mit Chromosomensatz 46, XY, fra(Xq27.3).

Als *Phänotyp (Merkmalsbild)* bezeichnet man die Summe aller an einem Einzelwesen vorhandenen Merkmale (Phäne), die durch den Genotyp (Anlagenbild) im Zusammenwirken mit Umwelteinflüssen geprägt werden.

Aufbau von Chromosomen: Die Chromosomen bestehen je aus einem kurzen, bezeichnet mit „p", und einem langen Arm bezeichnet mit „q". Sie sind durch das Zentromer getrennt (Abb. 11).

gen Stelle (engl. *Fragile site)* am langen Arm des X-Chromosoms (Xq) bei zwei geistig behinderten Brüdern (Lubs, 1969). Diese zytogenetische Auffälligkeit wurde zunächst als Marker-X-Chromosom bezeichnet. Marker-X-Syndrom wird insbesondere im deutschen Sprachraum synonym für das Krankheitsbild verwendet (Schwinger & Froster-Iskenius, 1984).

Bedingt durch die Einführung verbesserter Kulturmedien zur *Chromosomenanalyse* (Chromosomenkultur) war die Beobachtung einer „brüchigen" Chromsomenstelle aber zunächst ein Einzelfall.

In Australien fanden andere Forscher (Harvey et al., 1977) erst acht Jahre später vier Familien mit geschlechtsgebunden vererbter geistiger Behinderung und wiesen spezielle Chromosomenstörung bei den betroffenen männlichen Familienmitgliedern und auch bei einigen der weiblichen *Anlageträgerinnen* nach.

Im gleichen Jahr machte Sutherland (1977, 1979) die entscheidende Beobachtung, daß die Darstellung der brüchigen Stelle am X-Chromosom von der Zusammenstellung des Mediums abhing, das für die Erbträgerkultur verwendet wurde: Nur wenn das Kulturmedium keine Folsäure enthielt war die „brüchige Stelle" sichtbar. Diese Beobachtung ermöglichte es, Familien mit geschlechtsgebunden vererbter geistiger Behinderung

27

Ein Fragile Site (brüchige Stelle) an einem Chromosom ist die teilweise Unterbrechung der Chromosomenstruktur, ohne daß ein wirklicher Bruch des Chromosoms entsteht – die Teile hängen noch zusammen. Diese Veränderung kann man unter bestimmten Bedingungen im Mikroskop sichtbar machen (Abb. 10).

Chromosomenanalyse: Die Chromosomen (Erbanlageträger) können aus Zellen präpariert werden, die einen Zellkern besitzen und sich teilen. Während der Zellteilung ordnen sie sich in der Zelle an und werden an die Zellpole gezogen. In diesem kondensierten Zustand lassen sich die Erbanlageträger fixieren und darstellen (Abb. 10). Um die Zellen in Teilung zu bringen, müssen sie zumindest einen Zellzyklus durchlaufen. Dazu werden sie in ein Wachstumsmedium gebracht, das u. a. auch das Zellwachstum stimulierende Substanzen enthält, darunter z. B. auch Folsäure, die die Ausprägung des Fragile sites bei Xq27.3 unterdrücken kann.

Anlageträgerin: Beim Fragile-X-Syndrom geht man von einem geschlechtsgebundenen Erbgang aus. Die Genveränderung befindet sich auf dem X-Chromosom. Eine Frau hat als geschlechtsbestimmende Chromosomen zwei X-Chromosomen, ein Mann je ein X-Chromosom und ein Y-Chromosom. Betrifft eine Erbanlagenveränderung einen Genort auf dem X-Chromosom, so kann bei einer Frau meistens die parallele Erbanlage auf dem zweiten X-Chromosom die Genveränderung überdecken (X-chromosomal rezessive Vererbung). Diese Frau hat dann keine klinischen Krankheitszeichen, ist aber Anlageträgerin für die entsprechende Erbkrankheit. In der folgenden Generation erben theoretisch 50 % der Söhne einer solchen Anlageträgerin das X-Chromosom mit der Genveränderung. Diese Söhne sind dann klinisch krank. 50 % der Söhne erben das andere X-Chromosom ohne den Gendefekt, sind klinisch gesund und geben dann die Erbanlage nicht weiter. Von den Töchtern einer Anlageträgerin sind klinisch alle gesund, aber 50 % sind, wie die Mutter, Trägerin der defekten Erbanlage. Beispiele für Erkrankungen mit einem X-chromosomal rezessiven Erbgang sind die Bluterkrankheit (Hämophilie), die Rot-Grün-Blindheit, die Muskeldystrophie vom Typ Duchenne, um nur einige Beispiele zu nennen. Beim Fragile-X-Syndrom liegt allerdings kein klassischer X-chromosomal rezessiver Erbgang vor, wie später erläutert wird. Daher können auch klinisch gesunde Männer Anlageträger für die erbliche Veränderung sein.

systematisch auf diese Veränderung des X-Chromosoms zu untersuchen und das Krankheitsbild des Fragile-X-Syndroms von anderen Formen geistiger Behinderung abzugrenzen.

Die zytogenetische Darstellung und Untersuchung war ein wesentlicher Fortschritt. Sie führte dazu, daß weltweit systematische Untersuchungen zu dieser Form geistiger Behinderung durchgeführt werden konnten. Dabei wurde deutlich, daß es sich um ein häufiges Krankheitsbild handelt (s. Kap. 7).

Seit 1983 finden in zweijährigen Abständen internationale Workshops zum Fragile-X-Syndrom statt. In zahlreichen Ländern haben sich betroffene Familien zu Interessengemeinschaften zusammengeschlossen, die größte davon ist die National Fragile-X-Foundation in den USA (Froster-

Iskenius, 1992; Mandel et al., 1992; s. a. Kap. 6).

Die Abgrenzung der zytogenetischen Besonderheit eines Fragile site war in der Diagnostik von betroffenen Familien ein wesentlicher Fortschritt. Dennoch war die Diagnose weiterhin unsicher, da bereits kleine Veränderungen in der Zusammensetzung des Kulturmediums ausreichten, um zu falschen Ergebnissen zu führen. Die notwendigen Untersuchungsbedingungen wurden daher von einer internationalen Expertengruppe festgelegt (Jacky et al., 1988).

Die Methode erwies sich bei der Untersuchung von Anlageträgerinnen, und später für die Diagnostik bei unauffälligen männlichen Anlageträgern, als nicht sehr zuverlässig.

Molekulargenetische Fortschritte bei der Diagnostik

Da eine gute Abschätzung der Genlokalisation für das Fragile-X-Syndrom aufgrund des Fragile Site als zytogenetischem Marker auf dem X-Chromosom vermutet werden konnte, wurden schon bald mit molekularen Gensonden aus diesem Bereich erste *Kopplungsuntersuchungen bei* betroffenen Familien durchgeführt (s. Kap. 5).

Eine der ersten großen Kopplungsuntersuchungen für das Fragile-X-Syndrom setzte eine molekulare Sonde für das Gen des Blutgerinnungsfaktors IX ein, das – wenn fehlerhaft – die Hämophilie B auslöst (Camerino et al., 1983; Oberlé et al., 1984), eine Erkrankung, die einer klassischen X-chromosomalen Vererbung folgt. Zahlreiche näher am Genort lokalisierte Gensonden wurden in den folgenden Jahren eingesetzt. Es zeigte sich, daß die Region auch molekulargenetisch Besonderheiten aufwies, die zu einer höheren Rate an molekularen Rekombinationen in diesem Bereich führte (Davies et al., 1987).

Der eigentliche Durchbruch gelang, als 1992 drei Arbeitsgruppen unabhängig voneinander im Bereich des Genortes für das Fragile-X-Gens (FMR1, Fragile X Mental Retardation Gene 1) eine instabile Region mit variabler Länge von sich wiederholenden Basenpaaren,

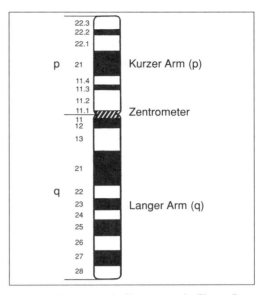

Abb.11: Schema eines X-Chromosoms in Giemsa-Banden-Darstellung.

sog. Trinukleotid-Repeats (Drei-Basen-Wiederholung), nachwiesen. Erreichen die Trinukleotid-Repeats (TNRs) eine kritische Größe, dann wird das nachfolgende Gen nicht in ein Protein übersetzt. Dieses Gen (FMR1-Gen) ist inzwischen kloniert. Das von dem Gen gebildete Protein kann mittels spezifischer Antigen-Antikörper-Reaktionen nachgewiesen werden (s. Kap. 15).

Die Entdeckung der Trinukleotid-Repeat-Verlängerung stellte eine neuartige, bis dahin nicht bekannte Form der Genveränderung *(Mutation)* dar. Diese Form der Mutation kann sich bei der Vererbung von Generation zu Generation verändern. Dies erklärt die Unterschiede der klinischen Ausprägung in verschiedenen Generationen. Dieses Phänomen wird mit dem Begriff *Antizipation* bezeichnet wird. Darüber hinaus ermöglichte der Nachweis der Verlängerung der Drei-Basen-Sequenz einen molekulargenetischen Nachweis der Mutation mit direkten Methoden. Die aufwendigen Familienuntersuchun-

29

gen zum Kopplungsnachweis waren daher nicht mehr notwendig.

Das Fragile-X-Syndrom hat seit seiner ersten Abgrenzung 1943 und der systematischen Darstellung des zytogenetischen Markers 1977 sehr eindrucksvoll die rasche Entwicklung auf dem Gebiet der moderenen Humangenetik demonstriert. Es ist für alle, die sich intensiv damit beschäftigt haben, ein faszinierendes Beispiel der molekulargenetischen Diagnosemöglichkeiten geworden.

Geschichtlicher Überblick

▶ **Penrose, 1938:** Geistige Behinderung bei Männern häufiger als bei Frauen.

▶ **Martin und Bell, 1943:** Erste klinische Beschreibung des späteren Fragile-X-Syndroms.

▶ **Lehrke, 1974:** Sprachentwicklungsstörung bei X-gebundener geistiger Behinderung; X-chromosomale Gene und Intelligenzentwicklung.

▶ **Lubs, 1969:** Erster zytogenetischer Nachweis eines Marker-X-Chromosoms.

▶ **Sutherland, 1977:** Systematische Darstellung des fragilen X-Chromosoms durch Verwendung folsäurefreien Kulturmediums zur Chromosomendarstellung.

▶ **Turner et al., 1972, 1975:** Ausführliche Beschreibung der 1980 X-gebundenen geistigen Behinderung mit Makroorchidie und Xq27-Fragile-site.

▶ **Camerino et al., 1983:** Molekulargenetische Kopplungsuntersuchung des Fragile-X-Syndroms zum Genort für Hämophilie B.

▶ **Sherman et al., 1984:** Normale männliche Anlageträger für Fragile-X-Syndrom und Erbgangbesonderheiten: Sherman-Paradox.

▶ **Yu et al., 1992:** Trinukleotid-Expansion und direkte Gendiagnostik.

▶ **Oostra et al., 1995:** Proteinnachweis mittels Antikörpern an Blutausstrichen.

Indirekte Gendiagnostik: Bei *Kopplungsuntersuchungen* wird die Weitergabe von zwei miteinander verbundenen (gekoppelten) Merkmalen über Generationen hin untersucht. Kopplungsuntersuchungen in der Genetik werden z. B. mit den Blutgruppenmerkmalen durchgeführt. In der modernen Genetik werden bekannte Genorte als molekulare Marker verwendet.

Mutation bezeichnet jede Veränderung der Erbinformation. Eine solche Erbinformationsveränderung kann von einem einzelnen Basenaustausch herrühren (Punktmutation), durch größere Verluste von Erbsubstanz zustandekommen (Deletion) oder durch eine Vermehrung von Erbsubstanz (Duplikation) verursacht sein. Mutationen in den Trinukleotid-Repeats führen zu Ablesefehlern und damit verbundenen Problemen bei der Proteinbildung.

Der Begriff *Antizipation* bezeichnet im genetischen Sprachgebrauch das frühere Erkrankungsalter von Generation zu Generation. Tritt z. B. eine Erbkrankheit in der ersten Generation im Alter von 50 Jahren auf, und liegt das Erkrankungsalter in der zweiten Generation bei ca. 25 Jahren, in der dritten Generation dann bereits im Kindesalter, so spricht man von „genetischer Antizipation". Der Begriff wird auch verwendet, wenn eine erbliche Erkrankung von Generation zu Generation schwerere Krankheitssymptome verursacht. Bei fast allen Trinukleotid-Repeat-Erkrankungen beobachtet man eine solche Antizipation (s. Kap. 16). Sie geht meist mit der zunehmenden Verlängerung der jeweiligen Trinukleotid-Repeats einher.

2

Klinisches Bild

Ursula G. Froster

Die klinische Erstbeschreibung des Krankheitsbildes geht auf Martin und Bell (1943) zurück. Neben den wesentlichen klinischen Charakteristika stellten sie auch die Besonderheiten des Erbganges dar, ohne jedoch die Bedeutung zu erkennen. Einige Mitglieder der von Martin und Bell beschriebenen Familie wurden später zytogenetisch untersucht und die klinische Diagnose konnte bestätigt werden (Richards et al., 1981).

Das klinische Hauptmerkmal des Krankheitsbildes stellt die geistige Behinderung dar. Der Schweregrad reicht von Lernbehinderung bis zur schweren geistigen Behinderung. Sprach-, Sprechstörungen und Sprachanomalien, z.B. repetitive Sprachmuster, Stereotypien und *Perseveration* sind besonders häufig und können im Kindesalter erstes klinisches Hinweiszeichen sein.

Meist bestehen ausgeprägte Verhaltensstörungen mit Hyperaktivität, Handbeißen, Überreaktion in Streßsituationen und autistische Verhaltensmuster (Hagerman et al., 1985; s. Kap. 3).

Körperliche Auffälligkeiten sind im Vergleich zu den psychischen Veränderungen eher diskret. Im Kindesalter beobachtet man eine muskuläre Hypotonie mit überstreckbaren Gelenken. Nur gelegentlich wird bereits im

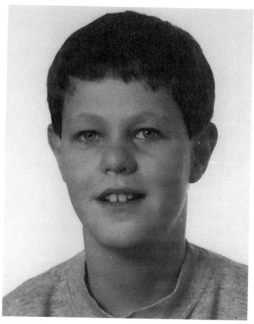

Abb.12: Patient mit Fragile-X-Syndrom, 15jährig, mit typischer Gesichtsform.

Kindesalter eine Vergrößerung des Hodenvolumens gesehen. Im Erwachsenenalter wirkt das Gesicht bei vielen Patienten mit Fragile-X-Syndrom markant durch eine längliche Gesichtsform mit breitem Kinn und großen, häufig abstehenden Ohren (Abb. 12). Bei über

31

Tab. 1: Klinische Symptome beim Fragile-X-Syndrom.

Im Neugeborenenalter
▶ Erhöhtes Geburtsgewicht
▶ Vergrößerter Kopfumfang
▶ Erhöhte Geburtslänge
▶ Leistenbrüche
Im Kindesalter
▶ Geistige Behinderung
▶ Prominente Stirn
▶ Große, gelegentlich abstehende Ohren
▶ Muskuläre Hypotonie
Statomotorische Entwicklung
▶ Verzögerte Sprachentwicklung
▶ Artikulationsstörungen
▶ Verzögerte motorische Entwicklung
Verhaltensauffälligkeiten
▶ Hyperaktivität
▶ Ängstlichkeit
▶ Autistische Verhaltensmuster
Im Erwachsenenalter
▶ Geistige Behinderung
▶ Verhaltensauffälligkeiten
▶ Rechteckige Gesichtsform
▶ Große, gelegentlich abstehende Ohren
▶ Makroorchidie
▶ Krampfleiden
▶ Bindegewebsschwäche

50 % der erwachsenen Männer mit Fragile-X-Syndrom findet sich eine deutliche Hodenvergrößerung von über 30 ml Volumen (Tab. 1).

Äußere Erscheinung bei männlichen Neugeborenen, Kleinkindern und Jugendlichen

Eine klinische Diagnostik des Fragile-X-Syndroms ist bereits bei Kleinkindern möglich, obwohl in den meisten Fällen (s. Elternberichte) erst beim Übergang in ein Schulsystem mit höheren schulischen Anforderungen die Diagnose Fragile-X-Syndrom erwogen wird oder überhaupt eine Minderbegabung festgestellt wird.

Beim Neugeborenen liegt das Geburtsgewicht meist im oberen Normbereich über 3500 g (Schwinger & Froster-Iskenius, 1984; Turner et al., 1980), ein Mittelwert wird bei 3625 g, entsprechend der 70. Perzentile, angegeben. Die Geburtslänge liegt dagegen nicht auffallend oberhalb der Norm. Der Kopfumfang liegt häufig über der 90. *Altersperzentile,* gleicht sich jedoch im Verlauf der weiteren Entwicklung den Mittelwerten der Altersgruppe an. In einigen Fällen wird ein Hydrozephalus internus beschrieben (Froster-Iskenius et al., 1983).

In *Altersperzentilen* wird die Variationsbreite von Körpermaßen ausgedrückt. Dies entspricht im weiteren Sinne einer prozentualen Verteilung. Liegt ein Körpermaß, z. B. die Körperlänge an der 50. Perzentile, dann entspricht diese Körperlänge derjenigen, die 50 % der Kinder dieser Altersgruppe haben. Körpermaße über der 90. Perzentile bedeuten, daß 90 % der Kinder dieser Altersgruppe kleiner sind.

Als Besonderheit der Kopf- und Gesichtsform gilt eine vorgewölbte Stirn (Balkonstirn) und ein betontes Kinn. Dies führt gelegentlich zur Differentialdiagnose eines *zerebralen Gigantismus* (Schwinger & Froster-Iskenius, 1984).

Große Ohren sind oft schon im Kindesalter auffällig, wobei insbesondere der Anteil zwischen Helix und Anthelix vergrößert ist. Die Ohrlänge liegt in der Regel über der 90. Perzentile für das entsprechende Alter. Der Ohransatz ist dagegen normal, der äußere Gehörgang liegt nicht unterhalb der Referenzebene (Hall et al., 1989).

Meist besteht eine allgemeine muskuläre Hypotonie, die im Gesichtsbereich die

Zerebraler Gigantismus: Eine Gruppe von Krankheitsbildern, bei denen ein vermehrtes Kopfwachstum beobachtet wird. Oft geht dies mit insgesamt hohem Körperwuchs und oft auch mit Minderbegabung einher.

Mundmuskulatur betrifft und zu einem häufig offen gehaltenen Mund führt. Allgemein sind die Gelenke überstreckbar und ein Pes planus (Plattfuß oder Senkfuß) ist gehäuft zu finden. Leistenbrüche sind ebenfalls oft ein klinisches Zeichen. Mitralklappenprolaps und Dilatationen (Erweiterung) des Aortenbogens als Zeichen einer Bindegewebsbeteiligung sind beschrieben (Waldstein et al., 1987). Eine Neigung zu Ekzemen und Allergien kann bestehen, oft wird die Haut als empfindlich beschrieben.

Auch Augenprobleme sind bekannt. Dabei ist insbesondere der Strabismus („Schielen") zu erwähnen, der bei bis zu 30 % der Patienten beobachtet wird. In einer Untersuchungsserie mit 30 Patienten mit Fragile-X-Syndrom wurde darüber hinaus eine Weitsichtigkeit bei 59 % der untersuchten Patienten, eine Myopie (Kurzsichtigkeit) bei 17 % und ein Astigmatismus (Veränderung der Sehachse) bei 22 % gefunden (Maino et al., 1991).

Verhaltensmerkmale bei Jungen

Charakteristischer als die körperlichen Auffälligkeiten sind vor allem im Kindesalter die Verhaltensstörungen bei Knaben mit Fragile-X-Syndrom. Auf die verschiedenen Aspekte der Entwicklungsverzögerung und der neurologischen Besonderheiten, so beispielsweise die Neigung zu Krampfanfällen, wird näher in Kapitel 8 eingegangen.

Eine Untersuchung zu Entwicklungsprofil und Verhaltensauffälligkeiten bei 13 Knaben

der Altersgruppen 2,6 bis 12,5 Jahre ergab als übereinstimmendes Merkmal eine mittelschwere bis schwere geistige Behinderung (nonverbaler IQ: 25 bis 67). Wobei eine gegenläufige Entwicklung (negative Korrelation) von IQ und Alter beobachtet wurde: Mit zunehmendem Alter sinkt der meßbare Intelligenzquotient (Largo & Schinzel, 1985; Fisch et al., 1991). Eine solche Beobachtung könnte für eine langsam fortschreitende Erkrankung sprechen.

Die Sprachentwicklung weist eine deutliche Verzögerung auf; Artikulationsprobleme sind häufig. Immitierendes und symbolisches Spielverhalten sind, verglichen mit dem abstrakten Spielverhalten (block design), stark verzögert. Autistische Züge, wie mangelnder Blickkontakt, stereotype Bewegungen oder *Echolalie* wurden bei 9 der 13 Knaben mit Fragile-X-Syndrom gefunden.

Perseveration nennt man das beharrliche Wiederholen von Bewegungen oder Wörtern. *Echolalie* bezeichnet eine Sprachstörung bei der einzelne Worte oder Sätze, die ein Gesprächspartner sagt, mehrfach wiederholt werden.

Auch aggressives Verhalten ist häufig. Im ersten Lebensjahr erscheint die Aktivität der Kinder reduziert. Im zweiten Lebensjahr beginnt die Hyperaktivität mit reduzierter Aufmerksamkeitsspanne und erhöhter Ablenkbarkeit. Die motorische Entwicklung ist leicht verzögert, das Gangbild ist durch eine muskuläre Hypotonie oft plump (Largo & Schinzel, 1985).

Äußere Erscheinung bei erwachsenen Männern

Im Verlauf der Pubertät wird die Gesichtsdysmorphie deutlicher: Das Gesicht wird zunehmend länger mit breitem betonten Kinn und prominenter Stirn. Dies erlaubt dem klinisch erfahrenen Arzt eine Blickdiagnose. Der Kopfumfang liegt im Normbereich. Dies ist differentialdiagnostisch gegenüber anderen Formen X-gebunden vererbter geistiger Behinderung (z. B. dem Renpenning-Syndrom mit kleinem Kopfumfang; Renpenning et al., 1962) wichtig. Es gibt auch einen anderen Phänotyp mit eher rundlicher Gesichtsform, der Ähnlichkeit mit dem Prader-Willi-Syndrom aufweist (Fryns, 1989). Jedoch zeigen die Patienten mit Prader-Willi-Syndrom eine Makrozephalie, Minderwuchs, eine deutliche Stammfettsucht, kleine kurze Finger, breite Hände und Füße und im Erwachsenenalter eine *Hyperpigmentierung* die vor allem periorbital, aber auch axillär und in der Genitalregion vorliegt.

Hyperpigmentierung: Vermehrte dunkle Verfärbung der Haut. Bei Patienten mit Prader-Willi-Syndrom vor allem um die Augen, in den Axelhöhlen und im Genitalbereich.

Besonders auffallend wirken bei Fragile-X-Patienten die großen, abstehenden Ohren. Die Ohrlänge liegt, gemessen von der Helixspitze bis zum Ohrläppchen, über der 90. Perzentile. Insbesondere der Bereich zwischen dem oberen Anthelixast und Helix ist vergrößert und oft abgeflacht. Zu der Ohrlängenvariante kommt häufig noch eine Schwäche des M. auricularis posterior. Dieser Muskel zieht die Ohrmuschel an den Hinterkopf. Ist er in seiner Zugkraft eingeschränkt, stehen die Ohren vom Hinterkopf ab (Otapostaxis; Schwinger & Froster-Iskenius, 1984). Die Ohrmuschelveränderungen beim Fragile-X-Syndrom sind, verglichen mit Ohrmuschelveränderungen anderer syndromaler Krankheitsbilder, eher diskret, insbesondere weil die Ohr-

muscheln weitgehend unauffällig geformt sind und an normaler Stelle am Kopf ansetzen.

Die Bemühungen zur Differenzierung eines Phänotyps haben Anlaß zu *anthropometrischen Studien* gegeben. Eine solche kürzlich durchgeführte Untersuchung an 34 Patienten mit Fragile-X-Syndrom hat ergeben, daß bei dieser Patientengruppe der Kopfumfang, die Kopfbreite, die Kopflänge und die untere Gesichtslänge über den Werten einer Vergleichspopulation liegen, während für den Unterkieferabstand und den Abstand der inneren Augenwinkel deutlich kleinere Werte vorliegen (Butler et al., 1993).

Anthropometrische Studien: Untersuchungen, bei denen Teile des Körpers mit genauen Meßwerkzeugen vermessen werden. Anthropometrische Daten liegen u. a. unseren Konfektionsgrößen bei Kleidungsstücken zugrunde, z. B. der Ärmellänge.

Das Fragile-X-Syndrom zeigt bei 60% der Patienten die typische Trias mit
▶ leichter bis mittelschwerer geistiger Behinderung,
▶ typischer Gesichtsform,
▶ Makroorchidie (Hodenvolumina > 25 ml).

Makroorchidie und Fertilität

Eine Vergrößerung des Hodenvolumens ist meist erst nach der Pubertät ausgeprägt, allerdings kann in Einzelfällen bereits bei Säuglingen eine Hodenvergrößerung vorliegen. Megalotestes (große Hoden) werden bei 70 bis 90% der erwachsenen Patienten beschrieben, wobei Hodenvolumina von über 25 ml gemessem wurden. Zur Messung der Hodenvolumina können verschiedene Orchidometer verwendet werden: Das gebräuchlichste Orchidometer, vor allem im Kindesalter, ist das nach Prader

(1966), bei dem mittels einer Kette von Vergleichsellipsen eine palpatorische Vergleichsmessung vorgenommen wird.

Die Pubertät setzt zum normalen Zeitpunkt ein. Die sekundären Geschlechtsmerkmale sind ebenfalls zeitgerecht. Dies entspricht auch den unauffälligen Hormonparametern von LH, FSH, Prolaktin, STH, E-2, Testosteron, Cortisol, TSH, T3, T4 und TBG (Froster-Iskenius et al., 1983; Berkovitz et al., 1986).

Bei etwa der Hälfte der Patienten beginnt in der Pubertät die deutliche Vergrößerung des Hodens *(Makroorchidie)*. Feingewebliche (histologische) Untersuchungen haben keine Hinweise auf krankhafte Veränderungen der Struktur des Hodengewebes ergeben. Die Durchmesser der Tubuli können normal, vermindert oder von variabler Größe sein. Die tubuläre Membran ist verdickt; interstitielles Ödem, interstitielle Fibrose oder eine Erweiterung der interstitiellen Venen- oder Lymphgefäße sind beschrieben, ebenso eine verminderte Anzahl der Leydigschen Zellen pro Tubulus und Sertoli-Zellen mit einer erhöhten Anzahl der lysosomalen Einschlüsse.

Makroorchidie: Hodenvergrößerung. Warum die Hoden der betroffenen Männer mit Fragile-X-Syndrom vergrößert sind, konnte man bis heute nicht klären. Weder die feingeweblichen noch die Hormonuntersuchungen haben einen Hinweis auf die Ursache gegeben. Man geht davon aus, daß sich im Hodengewebe zuviel Flüssigkeit in den Zellzwischenräumen befindet.

Eine Störung der Spermienentwicklung mit einem Ende im Stadium der primären oder sekundären Spermatozyten wurde beobachtet (Johannisson et al., 1988; Rudelli et al., 1985). Das histologische Bild der Testes wurde als Konsequenz einer bestehenden generellen Bindegewebsstörung angesehen und als Folge

eines erhöhten interstitiellen Druckes durch das Ödem gedeutet oder aber als direkte Konsequenz der Mutation selbst.

Daten über die Spermiendichte von Fragile-X-Patienten liegen nicht vor. Männer mit voll ausgeprägtem klinischen Bild haben meist keine eigenen Nachkommen, wobei nicht klar ist, ob eine *Fertilitätsstörung* vorliegt, oder ob die Subfertilität mit der geistigen Behinderung hinlänglich zu erklären ist. Bei molekulargenetischen Untersuchungen in Spermien von erkrankten Männern mit Fragile-X-Syndrom und Vollmutation in den somatischen Zellen (Körperzellen) wurden ausschließlich Prämutationen festgestellt (Reyniers et al., 1993).

Fertilität: Fruchtbarkeit; die Fähigkeit Nachkommen zu zeugen. Männliche Patienten mit Fragile-X-Syndrom sind zeugungsfähig, allerdings erscheint die Zeugungsfähigkeit vermindert. Ihre Spermien enthalten nicht die volle Mutation. Nach heutigem Wissen geben erkrankte Männer nur an ihre Töchter eine Prämutation weiter.

Klinisches Bild bei Frauen

Es ist bekannt, daß ca. 30% der Frauen, die Anlageträgerinnen für das Fragile-X-Syndrom sind, klinische Anzeichen im Sinne des Krankheitsbildes aufweisen. Die klinische Symptomatik manifestiert sich meist als Beeinträchtigung der intellektuellen Entwicklung oder als Verhaltensstörungen (s. Kap. 9). Nach Abklärung der molekularen Grundlage des Krankheitsbildes weiß man heute, daß der Schweregrad der Beinträchtigung nicht nur mit der Größe der Vollmutation, sondern vor allem mit der Methylierung des X-Chromosoms (s. dazu Kap. 14), das die Mutation trägt, zusammenhängt. Frühere Interpretationsversuche der klinischen Befunde bei *Heterozygoten* auf dem

Hintergrund der zytogenetischen Daten allein sind heute nach Abklärung der Mutation in einem anderen Licht zu sehen.

Heterozygot: Der Begriff läßt sich am ehesten mit „gemischterbig" übersetzen. Da Anlageträgerinnen für das Fragile-X-Syndrom normalerweise zwei X-Chromosomen haben, sind sie für die Genveränderung (FMR1-Gen-Mutation) gemischterbig bzw. heterozygot.

Die Minderbegabung bei Frauen kann in Einzelfällen vergleichbar schwer wie bei erkrankten Männern mit Fragile-X-Syndrom sein, meistens erreicht sie jedoch nur den Grad einer Lernbehinderung.

Die Gesichtsauffälligkeiten können ebenfalls ähnlich denen bei erkrankten Männern sein. Eine längliche Gesichtsform mit betontem Kinn, insgesamt vergröberten Gesichtszügen und vergrößerten Ohren kann man gelegentlich feststellen. Diese Gesichtsveränderungen sind vor allem bei älteren Patientinnen mit Vollmutation nicht selten, wahrscheinlich da durch die physiologischen Altersveränderungen die Gesichtszüge markanter werden und den Phänotyp deutlicher werden lassen (Schwinger & Froster-Iskenius, 1984). In den meisten Fällen sind aber Anlageträgerinnen für das Fragile-X-Syndrom völlig unauffällig und man wird nicht von einer Auffälligkeit im Gesichtsbereich sprechen können.

Fertilität

Anlageträgerinnen des Fragile-X-Syndroms erfahren offenbar die Menopause (Wechseljahre) in einem jüngeren Alter als der Durchschnitt der Bevölkerung.

Oft beginnen die Wechseljahre bereits im Alter von 42 Jahren, während sie in der Durchschnittsbevölkerung bei 53 Jahren eintreten. Eine vorzeitige *Ovarialinsuffizienz* mit erhöhtem FSH-Spiegel und positivem Clomiphen-Test ist beobachtet worden. Frauen, die Anlageträgerinnen für das Fragile-X-Syndrom sind, werden daher auch häufig als Patientinnen in der Fertilitätssprechstunde zu erwarten sein (Shulmann, 1996). Dies korrespondiert mit der Beobachtung an transgenen Mäusen, daß das FMR1-Gen eine Expression im Ovarialgewebe zeigt (Hergesberg et al., 1995).

Ovarialinsuffizienz: Bei Frauen, die Anlageträgerinnen für das Fragile-X-Syndrom sind, werden häufiger Störungen der Hormonproduktion der Eierstöcke (Ovarien) beobachtet. Die Bestimmung der Hormonspiegel deutet darauf hin, daß die Eierstöcke nicht ausreichend Östrogen, das weibliche Hormon, produzieren. Daher können diese Frauen Probleme haben, schwanger zu werden.
Transgene Mäuse: Zu Forschungszwecken können in das Genom bestimmter Mäusestämme mit molekulargenetischen Methoden einzelne Gene, z. B. das FMR1-Gen, eingebracht werden.

Fragile-X-Syndrom in Kombination mit weiteren genetischen Erkrankungen

Das Fragile-X-Syndrom kommt in der Mehrzahl der Fälle isoliert vor. Es kann jedoch auch sein, daß es in Kombination mit anderer genetischen Erkrankungen auftritt. Eine Kombination mit dem *Klinefelter-Syndrom* ist häufiger beobachtet worden (Froster-Iskenius et al., 1982; Fryns, 1989). Die Patienten zeigen dann klinische Zeichen beider Krankheitsbilder: So ist bei Patienten mit Klinefelter-Syndrom und Fragile-X-Syndrom das Hodenvolumen deutlich vermindert. Es besteht eine für das Klinefelter-Syndrom typische Hormonkonstellation mit hypergonadotropem Hypogonadismus, gleichzeitig eine für das Fragile-X-Syndrom typische Verhaltensstörung und geistige Minderbegabung, die beim Klinefelter-Syndrom nicht zu erwarten wäre.

> Das *Klinefelter-Syndrom* ist ein Krankheitsbild, das ebenfalls auf einer Störung der Erbanlagen beruht. Hierbei ist ein Erbanlageträger, nämlich ein X-Chromosom, zusätzlich vorhanden. Sie haben somit 47 Chromosomen, davon zwei X- und ein Y-Chromosom (47, XXY). Typischerweise sind diese Patienten in der geistigen Entwicklung unauffällig. Sie haben aber Störungen im Hormonhaushalt, die zu kleinen Hoden und Unfruchtbarkeit führen.

Auch mit anderen Chromosomenanomalien, so beispielsweise in Kombination mit dem Down-Syndrom (Trisomie 21), ist das Fragile-X-Syndrom diagnostiziert worden.

> *Trisomie 21 oder Down-Syndrom* ist die beim Menschen am häufigsten vorkommende Fehlverteilung von Chromosomen. Hierbei ist das Chromosom 21 (zweitkleinstes Chromosom) dreimal statt zweimal vorhanden. Diese Kinder haben typische Gesichtszüge, sind geistig behindert und haben zusätzlich körperliche Auffälligkeiten, besonders Herzfehler.

Von einer Assoziation mit einem autosomal-dominant erblichen Krankheitsbild, dem Saethre-Chotzen-Syndrom, bei dem ein vorzeitiger Verschluß der Schädelnähte besteht, und dem Fragile-X-Syndrom wurde ebenfalls berichtet (Fehlow et al., 1994).

Die Diagnose des Vorliegens eines Fragile-X-Syndrom schließt daher andere erbliche Krankheitsbilder nicht aus.

3

Verhaltensmerkmale von betroffenen Jungen

Klaus Sarimski

Zur Psychopathologie von Kindern mit Fragile-X-Syndrom liegen englischsprachige Monographien (Hagerman & Silverman, 1991), aber nur wenige deutschsprachige Übersichten vor (Gontard, 1989; Largo & Schinzel, 1985; Sarimski, 1994). Durch Einschätzungsskalen, die durch die Eltern ausgefüllt wurden, und kinderpsychiatrische Interviews erwiesen sich fünf Gruppen von Verhaltensmerkmalen als charakteristisch:

► Abnorme Sprache: Selbstwiederholungen, rasche und polternde Äußerungen, z.T. begleitet von ungewöhnlichen Handbewegungen

► Fehlen oder vermeiden von sozialem Blickkontakt

► Taktile Abwehr: Wiederstand gegen Berührung, Halten, Aufgenommenwerden

► Mangelnde Selbstkontrolle: Impulsivität, schlechte Beruhigbarkeit, Kopfschlagen, Handbeißen, Beriechen oder Belecken von Objekten der Umgebung

► Handwedeln
(Hagerman et al., 1991; Lachiewicz et al., 1994; Reiss & Freund, 1992)

Die Auftretenshäufigkeit der einzelnen Verhaltensmerkmale variiert je nach Stichprobe und Alter der untersuchten Kinder beträchtlich. Die genannten Verhaltensmerkmale stellen aber erhebliche Probleme für die Entwicklungsförderung und soziale Integration der Kinder mit Fragile-X-Syndrom dar.

Spezifische Konzepte für pädagogisch-psychologische Interventionen beim Fragile-X-Syndrom fehlen noch weitestgehend. Als ein Beitrag zu ihrer Entwicklung wurde eine Befragung von Eltern, Erziehern und Lehrern von Jungen mit Fragile-X-Syndrom durchgeführt. Ziel war es, zu erfahren, welche Verhaltensweisen als besonders auffällig erlebt werden und wie hoch der Grad der subjektiven Belastung in der Interaktion mit dem Kind ist.

Stichprobe und Vorgehensweise

An der Befragung beteiligten sich 31 Eltern von Jungen mit gesicherter Diagnose eines Fragile-X-Syndroms. Sie erklärten sich als Mitglieder der „Interessengemeinschaft Marker-X-Syndrom" zur Teilnahme bereit. Das mittlere Alter der Kinder lag bei 6,10 Jahren (Tab. 2).

Die Eltern bearbeiteten folgende Fragebögen:
► Verhaltensfragebogen der Society for the study of behavioural phenotypes SSBP (O'Brien, 1992)

▶ Verhaltensbeurteilungsbogen für Vorschulkinder (Einfeld et al., 1994) bzw. Child Behavior Checklist CBCL (Remschmidt & Walter, 1990)

▶ Parenting Stress Index (Abidin, 1990)

Es handelt sich um standardisierte Fragebogen, die sich zur Dokumentation von kindlichen Verhaltensmerkmalen und Elternbelastung bewährt haben. Für den Verhaltensbeurteilungsbogen für Vorschulkinder und die Child Behavior Checklist liegen jeweils auch Versionen für Erzieher bzw. Lehrer vor.

Kommunikative Auffälligkeiten

Echolalische Äußerungen werden bei 18 Kindern (64,3 %) beobachtet („wiederholt oft Worte, Ausdrücke oder Sätze ähnlich wie ein Papagei"). Bei neun Kindern (33,3 %) wirken Äußerungen des Kindes oft ohne rechten Sinn und Zusammenhang. 22 Kinder (78,6 %) führen manchmal oder oft Selbstgespräche. 15 Kinder (62,5 %) wiederholen einige Äußerungen perseverierend („stellt immer die gleichen Fragen", „stereotype Redewendungen", weicht auf sinnlose Zufluchtswörter aus, wie „Kohl, Hackfleisch").

Sozial-emotionales Verhalten der Gesamtgruppe

Tabelle 3 gibt einen Überblick, wie die Eltern das emotionale und soziale Verhalten ihrer Kinder im Verhaltensfragebogen der SSBP beschreiben. Zwei Drittel der Kinder werden als überaktiv (66,7 %), impulsiv reagierend (63,3 %) beschrieben, reagieren heftig auf Veränderungen (71 %). Ihre Erregung zeigen viele Kinder, indem sie sich manchmal oder oft in die eigene Hand beißen (68,9 %) oder mit dem Arm wedeln (58,6 %). Schulkinder bestehen stärker auf Gewohnheiten als jüngere Kinder.

Tab. 2: Stichprobe von 31 Jungen mit Fragile-X-Syndrom (Anzahl der Nennungen nach Elternangaben; aus Sarimski, 1996).

Alter	
< 6 Jahren	14
6 – 10 Jahren	11
> 10 Jahre	6
Intelligenz	
leicht unterdurchschnittlich	5
mäßig beeinträchtigt	12
deutlich beeinträchtigt	10
keine Angaben	4
Pädagogische Einrichtung	
integrativer Kindergarten	4
heilpädagogischer Kindergarten	6
Sonderschule für geistig Behinderte	6
Schicht	
untere Sozialschicht	11
mittlere Sozialschicht	14
obere Sozialschicht	4

Einige Elternäußerungen:

▶ „Er läuft beim Spaziergang sehr weit vor, kann kaum ruhig sitzen, auch nicht beim Essen. Er bewegt sich zu Hause auf einem Hüpfball, was auch gleichzeitig seine Sitzgelegenheit ist. Besonders bei schlechten Gerüchen steigert er sich bis zum Erbrechen."

▶ „Sich bewegende Gegenstände oder Bilder (TV) werden mit heftigem Flattern der Arme, Auf- und Niederhopsen sowie kleinen, hohen Schreien begleitet. Er beißt sich in die Hände, kratzt sich, legt sich auf den Boden."

▶ „Er will ständig schaffen, auch draußen ist er ständig auf der Suche nach einer Beschäftigung. Er läuft, fährt mit dem Roller weg und füttert Hühner mit Zierpflanzen. Er streckt die Zunge raus, stößt schrille Schreie aus und schlägt, wenn er sich ärgert. Er kann einem nicht in die Augen schauen. Er wedelt mit den Händen, wenn er sich freut."

Tab. 3: Verhaltensmerkmale von 31 Kindern mit Fragile-X-Syndrom (aus Sarimski, 1996).

	n	%
Soziales Verhalten		
sozial isoliert / in eigener Welt	12	40,0
freundlich-distanzlos	18	58,1
auffälliger Blickkontakt	12	38,7
schwierig in der Öffentlichkeit	15	48,4
Körperliche Bewegung		
überaktiv	20	66,7
ungeschickt	9	29,0
macht zielloses Durcheinander	15	48,4
Unübliche Bewegungen und Interessen		
unübliche Bewegungen, z. B. Handwedeln, Flattern	17	58,6
auffällige Interessen, Fixierung auf bestimmte Themen	11	35,5
besteht auf Gewohnheiten, Erregung bei Veränderung	22	71,0
ungewöhnliche Empfindlichkeit für Geräusche	12	41,4
ungewöhnliche Empfindlichkeit für Berührungen	9	31,0
Körperschaukeln	3	10,3
Beißen in die eigene Hand	20	68,9
Aggressives Verhalten		
körperliche Angriffe auf andere Kinder	12	38,7
körperliche Angriffe auf Erwachsene	6	19,4
schlägt ohne erkennbaren Grund	13	41,9
zerstört Gegenstände	9	29,0
aggressiv-beleidigende Äußerungen (manchmal/oft)	13	43,4
starrköpfig (manchmal/oft)	19	63,3
Ängstlichkeit und Stimmung		
oft übermäßig glücklich	10	38,5
elend oder sehr unglücklich	7	22,6
sehr ängstlich	12	40,0
rasche Stimmungsschwankungen	19	63,3
häufige (mind. tägliche) Wutausbrüche	8	25,8
der Situation nicht angepaßte Stimmung	10	32,2

▶ „Bei Beanspruchung (z. B. vielen Kindern, neuen Situationen, besonderen Aufregungen) beißt er in seine Anziehsachen (z. B. in den Ärmel), teilweise auch bei Freude."

▶ „Seine Stimmung ist labil; an schlechten Tagen macht er immer die gleiche Beschäftigung (Kochen, Waschmaschine beobachten), verzweifelt wegen einer Kleinigkeit, ist aggressiv, laut. Wenn er helfen will und jemand ihm zuvorkommt, kann es dazu kommen, daß er die Person angreift, als ginge es um sein Leben; er ist aber sehr viel ruhiger geworden. Ich bin auch stolz auf ihn, weil ich glaube, daß es ihm oft schwer fällt, sich nicht außerhalb der Norm zu benehmen; aber er bemüht sich sehr und hat sich gut im Griff." Körperliche Angriffe auf andere Kinder werden mit unterschiedlicher Häufigkeit bei etwa 40% der Kinder beobachtet; ebenso häufig berichten die Eltern über aggressiv-beleidigende sprachliche Äußerungen (v. a. Schulkinder) und ungewöhnliche Empfindlichkeiten für Geräusche und (seltener) Berührungen.

▶ Ein Beispiel: „In der Öffentlichkeit macht er meistens viel durcheinander, hat kein Gefahrenbewußtsein; er schlägt andere Kinder, wie zum Kennenlernen, will mit ihnen spielen, ist aber oft zu dominant und impulsiv." Eine allgemeine Ängstlichkeit und relative soziale Isolierung, auch mit dem Merkmal der auffälligen Scheu vor Blickkontakt, wird bei 40% der Kinder beschrieben. Der Anteil der eher sozial isolierten Kinder ist größer unter den Schulkindern. Eine freundlich-zugewandte Grundstimmung wird allerdings bei ebenso vielen Kindern genannt. 58% werden in ihrer Kontaktaufnahme als eher distanzlos geschildert, so daß sich im sozialen Kontakt ein widersprüchliches Bild ergibt.

▶ Ein Beispiel: „Er bleibt am Tisch, schlingt ohne abzubeißen, kaut nicht, hält fast keinen Blickkontakt. Er ist sehr sprunghaft, kennt keine Gefahr, schreit viel bei schnellen Bewegungen. In Situationen, in denen er früher auf Menschen oder Dinge wütend losging, hat er sich jetzt so unter Kontrolle, daß er es bei Fäustballen oder Geschrei beläßt. Wenn Besuch kommt, oder fremde Leute ihn ansprechen, läuft er davon, spricht wirr oder krabbelt unter den Tisch."

Vergleich zu anderen Kindergartenkindern

Vergleicht man die soziale Kompetenz und sozial-emotionalen Verhaltensweisen der 13 Kinder, die einen Kindergarten besuchen, mit den durchschnittlichen Beobachtungen in ihrer Altersgruppe (Verhaltensbeurteilung von Vorschulkindern), so werden acht in ihrer sozialen Kompetenz (Konfliktlösungsfähigkeit, Spielproduktivität, Offenheit gegenüber Eltern) als unterdurchschnittlich angesehen (Tab. 4). Oppositionell-aggressives Verhalten (Stimmungsschwankungen, impulsives oder ablehnendes Verhalten, gegenstandsbezogene oder körperliche Aggression) sind überdurchschnittlich ausgeprägt und müssen bei 10 von 13 Kindern (77%) als auffällig hoch angesehen werden. Das gleiche gilt für zehn Kinder hinsichtlich ihrer Hyperaktivität (Unruhe, Aufmerksamkeitsschwäche, Leistungsunsicherheit, Ausdauer). Emotionale Labilität und soziale Ängstlichkeit wird von vier Eltern als ausgeprägt beurteilt, charakterisiert aber nicht die Gesamtgruppe (Abb. 13).

Auch in der Liste der Einzel-Items, die als besonders typische Beschreibungen für die Kinder (Item-Wert ≥ 3,00 auf einer Skala von 0–4) empfunden werden, spielen sich die Unruhe und Überaktivität als das dominante Verhaltensmerkmal im Kindergartenalter wider (Tab. 5). Für neun Kinder (75%) geben die Eltern an, daß ihnen auffällt, daß die Kinder manchmal oder oft nervöse Bewegungen zeigen oder noch Gegenstände in den Mund stecken. Fünf werden als schreckhaft geschildert, fünf haben Angst vor Tieren oder anderen Dingen.

Auch in den Augen der Erzieher, von denen 11 Kinder in ihrem sozial-emotionalen Verhalten beurteilt werden, ist die soziale Kompetenz der Kinder im Kindergarten unterdurchschnittlich (Tab. 4): Sechs Kinder sind nach dieser Schilderung extrem wenig in der Lage zum gemeinsamen Spiel und zur Lösung von Konflikten. Die Gesamtgruppe weist sehr hohe Werte in der Teilskala „Hyperaktivität" und leicht gegenüber dem Altersdurchschnitt erhöhte Werte hinsichtlich oppositionell-aggressiven Verhaltens oder emotionaler Labilität

Tab. 4: Verhaltensmerkmale: Angaben der Eltern und Erzieher im Vergleich zur Norm (aus Sarimski, 1996).

	fra (x)		Norm	
Elternurteil	M	sd	M	sd
sozial-emotionale Kompetenz	18,92	7,16	27,40	4,80
oppositionell-aggressives V.	41,62	14,15	22,40	11,50
hyperaktiv	26,62	7,74	13,50	6,50
emotionale Auffälligkeiten	16,46	7,22	10,10	5,90
Erzieherurteil				
sozial-emotionale Kompetenz	36,60	11,60	52,60	12,40
oppositionell-aggressives V.	28,89	13,16	17,60	16,80
hyperaktiv	44,73	11,48	20,30	13,60
emotionale Auffälligkeit	17,40	9,86	11,50	9,60

auf. Acht Kinder werden als auffällig in ihrer Aktivität eingestuft, je zwei als impulsiv oder aggressiv, bzw. emotional labil/sozial ängstlich.

Verhaltenauffälligkeiten im Schulalter

Die Tabelle 6 zeigt, welche Einzelitems aus der Child Behavior Checklist als besonders charakteristisch für die 12 Schulkinder genannt werden (Item-Wert > 1,00 auf einer Skala von 0–2). Neben den Merkmalen, die Teilaspekte der allgemeinen und sprachlichen Entwicklungsverzögerung beschreiben, handelt es sich auch in dieser Altersgruppe um hyperaktive, impulsive, Aufmerksamkeit fordernde Verhaltensweisen und Zeichen sozialer Unsicherheit und Ängstlichkeit. 10 von 12 Schulkinder werden als hoch sozial auffällig klassifiziert, die übrigen beiden als sozial unangepaßt.

Auch aus der Sicht der Lehrerinnen und Lehrer in den Schulen, die die Kinder besuchen, erwei-

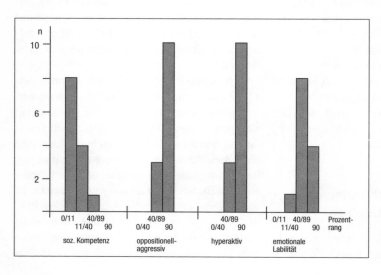

Abb. 13: Verhaltensbeurteilungen bei Kindergartenkindern (VBV; aus Sarimski, 1996).

Tab. 5: Hoch ausgeprägte Verhaltensmerkmale von Kindergartenkindern im Elternurteil (aus Sarimski, 1996).

Item-Nummer VBV		M
13	kann nicht abwarten, quengelt dann	3,46
8	ist ständig auf Achse	3,31
33	kann beim Essen nicht stillsitzen	3,08
18	wechsel ständig die Tätigkeit	3,08
37	bleibt weniger als 15 Min. beim Spiel	3,00

Tab. 6: Hoch ausgeprägte Einzel-Items im CBCL bei Schulkindern (n = 12; aus Sarimski, 1996).

Item-Nummer CBCL		M
1	verhält sich zu jung für sein Alter	1,83
8	kann sich nicht konzentrieren	1,83
19	fordert viel Aufmerksamkeit und Beachtung	1,67
11	ist für sein Alter zu abhängig vom Erwachsenen	1,67
10	kann nicht stillsitzen, zappelig, überaktiv	1,58
79	hat Probleme beim Sprechen	1,50
63	ist lieber mit Älteren zusammen	1,36
71	ist befangen, leicht verlegen	1,27
3	streitet oft (widerspricht, motzt)	1,08
29	fürchtet sich vor bestimmten Tieren, Situationen	1,08
41	handelt ohne zu überlegen, ist impulsiv	1,08
109	jammert, quengelt viel	1,08

sen sich die genannten Verhaltensweisen als Hauptmerkmale. Weiterhin wird das Festhalten an bestimmte Handlungen, abrupte Wechsel der Stimmung und der ungebremste Redefluß als auffällig angesehen. Sechs der neun Kinder sind – im Vergleich zu den Altersnormen – als verhaltensauffällig zu beurteilen, die übrigen zeigen Probleme der sozialen Anpassung.

Elternbelastung

Im Parenting Stress Index zeigt sich eine außerordentlich hohe Belastung der Mütter in der Interaktion mit Fragile-X-Jungen. Sie schildern das Verhalten der Kinder als unangepaßt, oft nicht akzeptierbar und fordernd. Ihre Stimmung wird als schwankend,

ihre Hyperaktivität und Ablenkbarkeit als ausgeprägte Belastung empfunden (Abb. 14). Entsprechend äußern viele Mütter auch Zweifel an ihrer eigenen erzieherischen Kompetenz.

Die Qualität der Partnerschaft und die eigene körperliche Gesundheit sind ebenfalls stärker belastet als bei Müttern, die keine behinderten Kinder haben. Gefühle sozialer Isolation, Einschränkungen durch die erzieherischen Aufgaben, Depressivität oder Unsicherheit in der Bindung zum Kind werden nicht häufiger berichtet als von anderen Müttern. Keine signifikanten Unterschiede gibt es zwischen den einzelnen Aspekten der Elternbelastung bei Müttern von Vorschul- versus Schulkindern.

Nach den Kriterien des Parenting Stress Index sind 22 Mütter als beratungsbedürftig anzusehen, weil in der Interaktion mit dem Kind hoch-

43

	Raw Score	1	5	10	15	20	25	30	35	40	45	50	55	60	65	70	75	80	85	90	95	99+	x	S.D.
																					Percentile Ranks		Norms N = 2633	
Gesamtbelastung		131	159	170	180	188	195	201	208	214	217	222	224	228	234	239	244	252	✗	267	294	320	222,8	36,6
interaktionsorient. Bel.		50	66	75	7	82	87	89	93	9	97	9	100	102	105	108	111	114	116	122	✗	145	99,7	18,8
Anpassungsfähigkeit		7	15	17	8	20	21		22	5		9	25		26	27		28	30	31	✗	38	24,9	5,7
Akzeptabilität		4	6	7	1	9		10		2		2		13		14		15	16	17	✗	21	12,6	3,5
forderndes Verhalten		8	10	12	9	14	15		16	3	17	4	18		19	20	21		22	24	✗	31	18,3	4,6
Stimmungsschwankungen		3	5		8		7		8	1		1		10			11	✗		13	14	18	9,7	2,9
Ablenkbarkeit/Hyperakt.		12	16	18	1	20	21		22	1	23	2	24	25	26		27	28	✗	31	33	36	24,7	4,8
Verstärkungswert f. Elt.		5			3			7			8			9			10	✗	12	14	15	18	9,4	2,9
psychische Belastung		69	82	92	99	102	107	110	112	115	118	121	123	126	✗	132	137	142	148	153	169	188	123,1	24,4
Depressivität		8	12	13	15	16	✗	18					19	20	21	22	23	24	26	27	30	36	20,3	5,5
Bindung		6	7	8	9	10		11			✗			13		14	15	16	17	18		22	12,7	3,2
rollenbed. Einschränkung		8	11	12	13	14	15	16		17	18	✗	20	21	22	23	24		26	29		32	18,9	5,3
Zweifel an der eig. Komp.		15	18	21	22	23	24	25	26	27	28		29	30	31	32	33	✗		37	40	45	29,1	6,0
soziale Isolierung		6	7	8	9		10		11			✗		13		14	15	16	17	18	20	22	21,6	3,7
Partnerschaftsbeziehung		6	8	10	11	12	13		14	15		16	17		18	✗	20	21	22	23	26	28	16,9	5,1
körperliche Gesundheit		5	7	8	9		10					11		12	✗	14	15	16	17		19	21	11,7	3,4

Abb. 14: Interaktionsorientierte und psychische Belastung im Vergleich zur „Norm" (aus Sarimski, 1996).

belastet, drei Mütter darunter auch wegen hoher psychischer Belastung. Bei 17 Müttern liegt eine sehr hohe Gesamtbelastung (Rohwert über 260) vor.

Zusammenfassung

Die Eltern von 31 Jungen mit Fragile-X-Syndrom beschreiben abnorme sprachliche Äußerungen, unruhig-hyperaktives und impulsives Verhalten (einschließlich spezifischer Verhaltensweisen wie Armwedeln und Beißen in den Handrücken) als charakteristische Merkmale ihrer Kinder. Besonders das unruhige, schwer lenkbare Verhalten läßt 70 bis 80% der Kinder in den Augen der Eltern, aber auch der Pädagogen, verhaltensauffällig sein. Dies gilt für Kindergarten- und Schulkinder gleichermaßen. Eine Teilgruppe der Kinder wird auch als scheu und sozial unsicher beschrieben.

In Übereinstimmung mit den Ergebnissen anderer Untersucher (Einfeld et al., 1994; Hagerman et al., 1991) charakterisieren die einzelnen Verhaltensmerkmale etwa zwei Drittel, aber nicht alle Jungen mit Fragile-X-Syndrom. Es kann somit von einem charakteristischen Verhaltensphänotyp im Kindesalter gesprochen werden, der aber nicht für jedes Kind zutrifft, ohne daß die Bedingungen für eine stärkere oder schwächere Ausprägung einzelner Merkmale bisher aufgeklärt werden konnten. Künftige Untersuchungen werden der Abhängigkeit der individuellen Verhaltensausprägung von unterschiedlichen sozialen Bedingungen, z. B. der Lerngeschichte in der familiären Interaktion oder der Abstimmung der pädagogischen Umgebung auf die speziellen Bedürfnisse von Kindern mit Fragile-X-Syndrom, nachzugehen haben.

Solche Untersuchungen wären von unmittelbarer Bedeutung für die pädagogische Förderung der Kinder. Heute werden noch die meisten Jungen mit Fragile-X-Syndrom – dem weit unterdurchschnittlichen Gesamtergebnis in herkömmlichen psychometrischen Tests gemäß – in die Sonderschule für Geistigbehinderte überwiesen. Die dortigen Unterrichtsformen sind aber oft zu wenig auf die spezifischen Stärken und Schwächen dieser Kinder abgestimmt (Sarimski, 1994). Wenn es gelingt, die ausgeprägte visuelle Auffassungsgabe und sprachliche Lernfähigkeit von Jungen mit Fragile-X-Syndrom zu nutzen, ihren unruhig-impulsiven Arbeitsweisen entgegenzuwirken und ihre kommunikativen Eigenarten anzunehmen, so sind ein besserer Schulerfolg und eine soziale Integration erreichbar. Dies setzt eine sorgfältige Beobachtung voraus, unter welchen Bedingungen unruhiges, desorganisiertes und impulsives Verhalten sowie die Besonderheiten der sozialen und sprachlichen Kommunikation auftreten und wie sie aufrechterhalten werden.

Darüber hinaus besteht ein erheblicher Bedarf an psychologischer Beratung bei den Eltern von Kindern mit Fragile-X-Syndrom, denn die schwierigen Verhaltensweisen der Kinder bedeuten eine hohe Belastung für die Mütter und lassen sie an ihren erzieherischen Fähigkeiten zweifeln. Mehr als 70 % sind als beratungsbedürftig anzusehen und suchen Unterstützung bei der Bewältigung der konkreten erzieherischen Anforderungen. Hier sollten sozialpädiatrische Zentren mehr als bisher spezifische Beratungsmöglichkeiten anbieten.

Um die Aussagekraft der Untersuchung richtig zu bewerten, sollten zwei Besonderheiten berücksichtigt werden: Erstens handelt es sich um eine selektive Stichprobe von Eltern, die sich einer Elternselbsthilfegruppe angeschlossen haben. Wieweit ihre Einschätzung des Verhaltens ihrer Kinder für eine unausgelesene Stichprobe von Kindern mit Fragile-X-Syndrom repräsentativ ist, kann nicht gesagt

werden. Es liegt die Annahme nahe, daß sich eher solche Eltern einer Selbsthilfegruppe anschließen, die das Verhalten ihres Kindes als besonders belastend empfinden und deshalb den Austausch und die Unterstützung anderer Eltern dringend suchen. Es könnte zudem sein, daß diese Eltern durch ihren Austausch untereinander und der Beschäftigung mit der Diagnose stärker die Verhaltensweisen beschreiben, die in der Literatur als charakteristisch tradiert werden. Dagegen spricht die weitgehende Übereinstimmung mit dem Urteil der Pädagogen, die in vielen Fällen angeben, daß ihnen keine Informationen zum Fragile-X-Syndrom geläufig sind, und die Beobachtung, daß eine Reihe der markanten Verhaltensweisen bei 20 bis 30% der Kinder eben nicht zutreffen.

Zweitens lassen die Ergebnisse keine Differenzierung zu, inwieweit die genannten Verhaltensmerkmale für Kinder mit Fragile-X-Syndrom spezifisch sind oder Kinder mit vergleichbarer Intelligenzminderung generell charakterisieren. Lachiewicz und Mitarbeiter (1994) stellten in einer Vergleichsuntersuchung mit 55 Kindern mit Fragile-X-Syndrom und entwicklungsmäßig parallelen Kindern die abnorme Sprache und taktile Abwehr der Kinder mit Fragile-X-Syndrom als deutlichstes Unterscheidungsmerkmal fest. Sie traten bei diesen viermal häufiger gemeinsam auf als bei den Kontrollkindern. In einer anderen Untersuchung (Einfeld et al., 1994) zeichnet sich dagegen die soziale Scheu als einziges differenzierendes Merkmal ab. Hier können nur weitere syndromübergreifende Studien mit standardisierter Befragung von sorgfältig parallelisierten Gruppen Aufschluß geben.

4

Behandlung und Therapiemöglichkeiten

Randi Hagerman
(Übersetzt aus dem Englischen durch U. G. Froster)

Die Behandlung des Fragile-X-Syndrom erfordert ein multidisziplinäres Vorgehen. Sie schließt Sprachtherapeuten und Entwicklungstherapeuten, aber auch Erzieher, Psychologen und den Hausarzt, der die Familie betreut, ein. Verschiedene Behandlungsansätze können synergistisch wirken, d. h. eine medikamentöse Behandlung kann die Aufmerksamkeit und die Konzentrationsfähigkeit des Kindes verbessern, sodaß Sprachtherapeuten oder Sonderschullehrer bessere Fortschritte im Sprachverhalten und in der Lernfähigkeit erzielen können. Derzeit gibt es für das Fragile-X-Syndrom keine Heilungsmöglichkeiten. Medizinische, medikamentöse, verhaltenstherapeutische und erzieherische Interventionen können aber dazu beitragen, daß ein Kind mit Fragile-X-Syndrom sein persönliches Optimum erreicht.

Nachdem bei einem Patienten die Diagnose bestätigt ist, trägt die genetische Beratung dazu bei, andere Familienmitglieder, die Anlageträger für das Fragile-X-Syndrom sind, zu identifizieren. Dabei ist es wichtig, der Familie das breite Spektrum der klinischen Veränderungen beim Fragile-X-Syndrom darzustellen. Dieses Spektrum umfaßt Personen, die geistig normal sind, aber emotionale oder psychiatrische Probleme haben, und gleichermaßen Individuen mit verschieden stark ausgeprägten Lernstörungen und geistiger Behinderung. Die Behandlung der emotionalen und psychischen Probleme, z. B. einer Depression oder einer Angstsymptomatik können für die Familie genauso wichtig sein, wie die Behandlung des Kindes mit geistiger Behinderung.

Frühe Kindheit

Häufige medizinische Probleme beim Kleinkind mit Fragile-X-Syndrom sind wiederholte Mittelohrentzündungen (Otitis media), die konsequent mit Antibiotika behandelt werden sollten. Wechselnde Hörstörungen bei wiederholten Mittelohrentzündungen erhöhen das Risiko für spätere Sprachprobleme. Daher wird eine Behandlung mit Paukenröhrchen zur Normalisierung des Gehörs empfohlen (Hagerman et al., 1987).

Ein gastroösophagealer Reflux, der zu wiederholtem Erbrechen führt, ist bei Kleinkindern mit Fragile-X-Syndrom häufig. Wenn dieses Erbrechen schwerwiegend ist, kann als Folgeerscheinung eine Wachstumsverzögerung auftreten (Goldson & Hagerman, 1993). Eine dickflüssigere oder feste Nahrung und das Aufsetzen des Kindes nach den Mahlzeiten können das Problem lindern. Gelegentlich kann eine medikamentöse Behandlung mit Metoclopramid, Bethanechol oder Cisaprid notwendig werden, um den Druck des unteren Speiseröhrensphinkters zu verstärken und die Magenentleerung zu verbessern. Eine chirurgische Behandlung des Problems ist nur sehr selten erforderlich.

Die Bindegewebsschwäche führt zu einem erhöhten Risiko für das Auftreten von Hernien (Leistenbrüche) und Gelenkdislokationen. Auf diese Symptome sollte bei einer klinischen Untersuchung geachtet werden. Apnoe (Atemstillstand) und ein plötzlicher Kindstod (sudden infant death SIDS) treten mit größerer Häufigkeit beim Fragile-X-Syndrom auf (Fryns et al., 1988; Tirosh & Borochowitz, 1992). Obwohl dies selten ist, sollte der Arzt danach fragen, ob das Kind schnarcht oder eine obstruktive Atmung hat.

Krampfanfälle sind für 15 bis 20% der Kinder mit Fragile-X-Syndrom ein Problem und beginnen meist in der frühen Kindheit. Absencen mit unwillkürlichen Bewegungen von Armen und Beinen oder generalisierte Krämpfe sind besonders häufig. Ein EEG sollte auch bei nur schwachen oder unklaren Symptomen durchgeführt werden. Spike waves (spitze Wellen) im EEG sind häufig (Musumeci et al., 1988 a, 1988 b) und klinische Episoden von Krampfanfällen sollten mit Antikonvulsiva behandelt werden. Die gebräuchlichsten und häufigsten Antiepileptika, die beim Fragile-X-Syndrom zur Anwendung kommen, sind Carbamazepin und Valproinsäure. Sie verbessern und lindern nicht nur die Krampfanfälle, sondern sie sind auch wirkungsvolle Stimmungsstabilisatoren, die sich gut für den Einsatz bei Stimmungsschwankungen, Wutanfällen und aggressivem Verhalten eignen. Beide Medikamente erfordern eine sorgfältige Überwachung der Leberfunktion, des weißen Blutbildes und der Thrombozytenzahl. Serumspiegel der Medikation sollten regelmäßig kontrolliert werden. Carbamazepin kann bei ca. 3% der Patienten eine allergische Reaktion hervorrufen. Diese äußert sich meist als Hautreaktion, gastrointestinale Schmerzen und Fieber und kann zu einer ernsthaften Erkrankung führen. Daher sollten die Patienten angehalten werden, sich sofort beim Arzt vorzustellen, falls ein Hautausschlag während einer Carbamazepin-Therapie aufritt. Die Krampfanfälle verschwinden in der Regel in der Adoleszenz oder früher (Wisniewski et al., 1991).

Kinder unter zwei Jahren mit Fragile-X-Syndrom können von einer Frühförderung und Therapie sowohl in ihrer Sprachentwicklung als auch in der motorischen Entwicklung profitieren. Ein Frühförderungsprogramm schließt das Elterntraining und ein Heimprogramm, sowie Besuche beim Sprachtherapeuten, Beschäftigungstherapeuten und Krankengymnasten ein. Nach dem zweiten Lebensjahr sollten Kinder mit Fragile-X-Syndrom an einem Frühförderungs-Vorschulprogramm teilnehmen. Kinder mit Fragile-X-Syndrom profitieren von einem integrativen Kindergarten, da sie insbesondere durch Nachahmung lernen. Daher ist es für sie im Vorschulalter besonders wichtig, wenn sie mit gesunden Kindern zusammen sind, die ihnen als Vorbild dienen (Scharfenaker et al., 1996 a).

Fast alle Kinder mit Fragile-X-Syndrom sind gegenüber Sinneswahrnehmungen besonders empfänglich, wie z.B. visuellen, akustischen und taktilen Reizen. So können sie Sirenen wahrnehmen, bevor irgend jemand sonst sie hört, oder sie können auch eine nur leichte Berührung oder bestimmte Kleidungsstücke kaum tolerieren. Diese verstärkte Sensitivität gegenüber äußeren Reizen zusammen mit der Schwierigkeit, von außen kommende oder exzessive Reize wirkungsvoll abzuwehren, kann häufig zu einer Überstimulierung und dem klinischen Bild eines Wutanfalls in Geschäften oder beengenden sozialen Situationen führen.

Ängstlichkeit ist ebenfalls ein Hauptsymptom des Fragile-X-Syndroms. Neue Situationen oder unbekannte Menschen können Ängste mobilisieren, die sich in einem Ausbruch oder einem Wutanfall niederschlagen. Eine sensorische Integrationsbehandlung, die von einem Beschäftigungstherapeuten durchgeführt wird, kann diese sensorischen Probleme beim Fragile-X-Syndrom angehen und zu einer Besserung der Wutanfälle oder Verhaltensstörungen führen (Schopenmeyer & Lowe, 1992; Wilson et al., 1994; Scharfenaker et al., 1996 a). Die Behandlung kann bereits in der Vorschulzeit beginnen und Teil des Programms für Schulkinder sein.

Schlafstörungen sind beim Fragile-X-Syndrom häufig. Viele kleinere Kinder haben Schwierigkeiten einzuschlafen, wachen mitten in der Nacht auf und stören den Schlaf anderer Familienmitglieder. Möglicherweise erschweren es ihnen ihre verstärkten Sinnesempfindungen, sich selbst zu beruhigen und wieder einzuschlafen. Das Hormon, das den Schlaf erleichtert, Melatonin, kann beim Fragile-X-Syndrom vermindert vorhanden sein (O'Hare et al., 1986). Dieser Mangel könnte eine Ursache für die Schlafstörungen beim Fragile-X-Syndrom sein (Hagerman et al., 1996 a, 1996 b). Es gibt Einzelfallberichte, daß die Einnahme von Melatonin (3 mg) vor dem Zu-Bett-Gehen die Schlafstörungen beim Fragile-X-Syndrom positiv beeinflußt (Holloway & Hagerman, 1996). Andere Medikationen, wie z. B. Clonidin, das für die Behandlung des Aufmerksamkeits- und Hyperaktivitätssyndroms (Attention Deficit Hyperactivity Disorder, ADHD) verwendet wird, kann ebenfalls die Schlafstörungen mildern.

Folsäure war die erste Behandlung, die für das Fragile-X-Syndrom in den frühen 80er Jahren Verwendung fand, aber die Wirksamkeit dieser Behandlung bleibt widersprüchlich (Turk, 1992 b). Ungefähr 50 % der Eltern, deren Kinder mit Folsäure behandelt wurden, haben den Eindruck, daß es bei Symptomen des ADHD hilfreich ist oder daß es Verhaltensstörungen oder Sprachprobleme positiv beeinflußt. Eine Folsäurebehandlung scheint nicht so effektiv zu sein wie die später beschriebene Therapie (Hagerman, 1996a). Anders als viele andere psychotrope Medikamente kann Folsäure im Kleinkind- und frühen Kindesalter verabreicht werden. Eine versuchsweise Behandlung für drei Monate im frühen Kindesalter kann zu beurteilen helfen, ob Folsäure im individuellen Fall wirkt oder nicht. Die Dosis beträgt 1 mg/kg/Tag bis zu einer Gesamtdosis von 10 mg pro Tag. Die Dosierung kann auf zweimal täglich geteilt werden. Wenn Folsäure über längere Zeit gegeben wird, sollten Vitamin-B6-Serumspiegel und Zinkspiegel im Blut kontrolliert werden, da gelegentlich ein Mangel an Vitamin B6 oder Zink eintreten kann (Hagerman, 1996 a).

Schulalter

Konzentrationsstörungen und Hyperaktivität (ADHD) sind das vorrangige Verhaltensproblem beim Knaben mit Fragile-X-Syndrom. Die 20 % der Knaben mit Fragile-X-Syndrom, die nicht hyperaktiv sind, haben dennoch einen gewissen Grad an Konzentrationsproblemen. ADHD ist auch bei einem Drittel der Mädchen mit der Vollmutation ein Problem (Hagerman, 1996 b). Die medizinische Intervention für das ADHD schließt eine stimulierende Medikation ein. Methylphenidat, Dextroamphetamine und Pemolin sind die Stimulationsmedikamente der ersten Wahl, die beim ADHD helfen können. Alle drei Medikamente verbessern die ADHD-Symptomatik beim Fragile-X-Syndrom (Hagerman et al., 1988; Hagerman, 1996 a). Vor dem fünften Lebensjahr kann Methylphenidat häufiger zu Irritabilität führen oder die Hyperaktivität exazerbieren lassen, als bei Kindern über fünf Jahren. Daher schließt ein Nichtansprechen auf eine Methylphenidat-Behandlung im Vorschulalter eine erfolgreiche therapeutische Beeinflussung durch dieses Medikament im Schulalter nicht aus. Zwei Drittel der Knaben mit Fragile-X-Syndrom und ADHD zeigen eine positive Beeinflussung durch Psychostimulanzien. Beide Medikamente, Methylphenidat und Dextroamphetamine, liegen als Präparate mit Kurzzeit- und Langzeitwirkung (5 mg, 10 mg) vor, während Pemolin nur in der Form mit Langzeitwirkung erhältlich ist (20 mg, 37,5 mg, 75 mg). Pemolin kann selten (< 1% der Fälle) zu Leberstörungen führen, sodaß Leberfunktionstests zweimal pro Jahr oder bei Dosiswechsel durchgeführt werden sollten. Verglichen mit Methylphenidat und Dextroamphetamin führt Pemolin seltener zu kardiovaskulären Stimulation und zur Appetitsuppression. Patienten, die schlecht auf Methylphenidat ansprechen, können evtl. gut auf Pemolin ansprechen.

Trizyklische Antidepressiva, wie Imipramin oder Desipramin, können ebenfalls zur Behandlung von ADHD eingesetzt werden. Kontrollierte Studien mit diesen Medikamenten haben die Effizienz bei der Behandlung von ADHD und beim Tourette-Syndrom nachgewiesen (Pliszka, 1987; Singer et al., 1995). Es gibt nur einen Einzelfall einer Behandlung mit trizyklischen Antidepressiva beim Fragile-X-Syndrom (Hilton et al., 1991). Ein 6jähriger Knabe mit Enuresis, ADHD und Schlafstörungen, der nur schlecht auf Methylphenidat ansprach, reagierte gut auf Imipramin.

Es ist allerdings zu beachten, daß Imipramin zu einer Häufung von Ausbrüchen oder Wutanfällen führen kann, was auf der Stimmungslabilität beim Fragile-X-Syndrom beruhen könnte (Hagerman, 1996 a, 1996 b). Trizyklische Antidepressiva können bei Überdosierung tödlich wirken, da sie zu einer Verlängerung der Reizleitung am Herzen und damit zu Herzrhythmusstörungen führen. Während der Behandlung sollten die Blutspiegel der Medikamente und EKGs in regelmäßigen Abständen kontrolliert werden.

Während der letzten fünf Jahre war eine dramatische Zunahme der Verwendung von Clonidin, einem Alpha-2-Sympathomimetikum, zu beobachten, das als übergeordneten Effekt zur Minderung des Noradrenalinspiegels sowohl zentral als auch peripher beiträgt. Es ist wirksam zur Blutdrucksenkung, wird aber auch zur Behandlung der schweren Hyperaktivität und/oder bei Tics angewandt. Clonidin kann bei 70% der Patienten mit Tourette-Syndrom Tics wirkungsvoll reduzieren (Leckman et al., 1985, 1991). Es hat eine insgesamt beruhigende Wirkung, die bei schwer hyperaktiven Patienten, die leicht erregbar sind, wie es beim Fragile-X-Syndrom der Fall ist, nützlich sein kann. Clonidin gibt es in Tablettenform (0,075 mg, 0,15 mg, 0,2 mg) oder als Pflaster, das am Rücken angebracht werden kann und alle fünf Tage gewechselt wird.

Der Hauptnebeneffekt von Clonidin ist eine Sedierung, die meist nach zwei Wochen schwächer wird. Die Sedierung macht es auch notwendig, mit einer geringen Dosis zu beginnen (z. B. $1/2$ oder $1/4$ der Tablette zweimal täglich) und langsam die Dosis, je nachdem wie sie toleriert wird, zu steigern. Clonidin führt bei Überdosierung zu schwerem Blutdruckabfall und Koma, und in seltenen Fällen zu Herzrhythmusstörungen, insbesondere bei Kombination mit anderen Medikamenten. EKG- Kontrollen werden daher empfohlen (Hagerman, 1996 a).

Da Clonidin zur Sedierung führt, ist es vor allem am späten Nachmittag oder Abend eingesetzt worden, um beim Zu-Bett-Gehen oder bei Schlafstörungen zu helfen (Wilens et al., 1995). In einer Studie an 35 Kindern mit Fragile-X-Syndrom, die mit Clonidin behandelt wurden, sagten 63% der Eltern, daß Clonidin von Vorteil für ihr Kind war. 20% sagten, es helfe ihrem Kind ein wenig, 6% äußerten, es hätte keinen Effekt, und 11% gaben an, der Zustand ihres Kindes sei schlechter geworden (Hagerman et al., 1995). Clonidin beeinflußt nicht nur die Hyperaktivität, sondern bessert auch die Irritabilität, Wutausbrüche, Aggressionen und Schlafstörungen. Es kann in seltenen Fällen vorkommen, daß

Clonidin selbst zu Schlafstörungen führt. Wenn das Clonidin-Pflaster die Haut irritiert, kann ein Spray auf Steroidbasis benutzt werden, bevor das Pflaster aufgelegt wird. Das Pflaster kann für kleinere Kinder auch entsprechend zugeschnitten werden.

Insgesamt gesehen, haben stimulierende Medikamente eine bessere Wirkung auf die Aufmerksamkeit und Konzentrationsfähigkeit, während Clonidin besser auf Überreizung und Hyperaktivität wirkt. Beide Medikationen können vorsichtig auch gemeinsam eingesetzt werden, wobei eine EKG-Überwachung erforderlich ist (Hagerman, 1996 a).

Beim Schulkind ist die Sonderschulerziehung zusammen mit der Sprech- und Sprachtherapie und Beschäftigungstherapie angebracht (Scharfenaker et al., 1996 a). Die Sonderschulprogramme für Fragile-X-Syndrom-Patienten schließen die Verwendung von visuellen Hilfsmitteln, lebensnahe Lernprogramme, wie Kochunterricht, der an Zahlenkonzepten orientiert ist (3 Eier, 2 Tassen Milch usw.), Aufstellen einer Inventarliste und das Einbinden von interessanten Themen in akademische Unterrichtsstunden sowie die Anwendung der Computertechnologie (Schopmeyer & Lowe, 1992; Wilson et al., 1994; Spiridigliozzi et al., 1994) ein. Kinder mit Fragile-X-Syndrom können üblicherweise gut mit einem Computer umgehen. Er kann eingesetzt werden, um die Lernerfolge zu steigern und insbesondere Schreiben kann an einem Computer, der kommuniziert, leichter erlernt werden. Beliebte Computerprogramme sind z. B. Mickey's ABS, Mickey's 123, Follow the Reader und Sound Source der Disney Software; Bailey's Book House von Edmark und Intellitalk, ein Schreibcomputer von Intellitools (Scharfenaker et al., 1996 b; Heller, 1996).

Adoleszenz

Bei Jugendlichen bessern sich einige Probleme, wie beispielsweise die Hyperakti-vität und Wutanfälle, obwohl gelegentlich Aggressionen schwerwiegender werden. Möglicherweise verstärkt die Testosteronproduktion das aggressive Verhalten in diesem Lebensalter, obwohl die Aggressivität auch von der Ängstlichkeit und von der Stimmungslabilität abhängig ist. Selektiv wirksame Serotonin-Wiederaufnahme-Hemmer (SSRI), wie z. B. Fluvoxamin und Paroxetin können wirksam helfen, die Angstschwelle herabzusetzen, Zwangsverhaltensmuster zu bessern und die Häufigkeit von Ausbrüchen zu senken. Diese Medikamente sind relativ einfach zu handhaben, da sie eine lange Wirkzeit haben und eine einmalige Dosierung am Tag erfordern. Bei SSRIs sind kardiale, nephrogene oder hepatogene Nebenwirkungen nicht bekannt, sodaß auch keine Kontrollen der Blutspiegel erforderlich sind (Hagerman, 1996 a). Sie können allerdings zu gastrointestinalen Problemen führen.

Eine Aktivierung, die sich zu einem manisch-depressiven Krankheitsbild steigern kann, ist bei ca. 10 bis 15 % der Patienten mit Fragile-X-Syndrom möglich. Wenn dies eintritt, sollte die Behandlung abgesetzt werden. Bei länger andauernden Symptomen sollte ein Stimmungsstabilisator, wie beispielsweise Carbamazepin, Valproinsäure oder Lithium eingesetzt werden.

Bei einer Untersuchung von 18 weiblichen und 17 männlichen Patienten mit Fragile-X-Syndrom, die mit SSRI behandelt wurden, fand sich bei 71% der Männer eine Besserung aggressiver, verbaler oder körperlicher, Ausbrüche (Hagerman et al., 1994). Frauen mit einer Prämutation oder mit einer Vollmutation, wurden wegen Gemütslabilität, Depressionen, Angstzuständen, zwanghaftem Verhalten oder Panikattacken behandelt. Davon empfanden 83% die Medikation zur Behandlung ihrer Symptome als hilfreich. Nach unserer Erfahrung können Frauen mit Prämutation häufig emotionale Störungen aufweisen. In einer kontrollierten Studie (Franke et al., 1996 a) wurden Mütter mit Fragile-X-Prämutation mit Müttern verglichen, die keine Fragile-X-Prämutation aufweisen, aber autistische oder normale Kinder haben. Im Vergleich zur Kontrolle war die Häufigkeit von Angsterkrankungen bei Frauen, die eine Prämutation tragen, dreifach höher (17%), ebenso die Häufigkeit sozialer Phobien (10%).

Wenn durch eine Behandlung mit Serotonin-Wiederaufnahme-Hemmern aggressives Verhalten nicht zu beeinflussen ist, kann ein Behandlungsversuch mit psychischen Stabilisatoren, wie Carbamazepin, Valproinsäure oder Lithium, erfolgreich sein. Gelegentlich treten paranoide Symptome oder Wahnvorstellungen auf. Dies kann Bestandteil einer affektiven psychiatrischen Erkrankung, einer Gemütskrankheit oder eines psychotischen Prozesses sein. Wenn die paranoiden Vorstellungen oder Wahnvorstellungen sich mit der entsprechenden Therapie (z. B. SSRI) nicht bessern, sollte ein Psychopharmakon eingesetzt werden.

In der Vergangenheit war das am häufigsten verwendete antipsychotische Medikament Thioridazin, ein Neuroleptikum. Inzwischen ist eine neue Generation von antipsychotisch wirkenden Medikamenten entwickelt worden, die sowohl Dopamin- als auch Serotonin-Rezeptoren blockieren und ein geringeres Risiko extrapyramidaler Symptome aufweisen. Risperidon repräsentiert diese neue Klasse und wurde bei Kindern und Erwachsenen eingesetzt (Fras & Major, 1995; Quintana & Keshavan, 1995). Es kann mit SSRIs kombiniert werden (Lombroso et al., 1995). In unserer Einzelfallbeobachtung erwies sich Risperidon bei der Behandlung von psychotischen Episoden, Aggressionen und Gemütsschwankungen beim Fragile-X-Syndrom als vorteilhaft (Hagerman, 1996 a). Kontrollierte Studien wären für jedes dieser Probleme wichtig.

In der Adoleszenz ist das erzieherische Hauptmerkmal auf das sprachliche Training gerichtet. Heranwachsende bewähren sich in der Regel gut bei einer Arbeitstherapie in der Gemeinde. Arbeiten in der Küche eines Restaurant, draußen als Teil eines Gärtnerteams, als Postverteiler in einem Bürogebäude oder Portierjobs sind die erfolgreichsten Arbeitsplätze. Die Erziehung mit Bezug auf die Aufgaben des täglichen Lebens und die Nutzung öffentlicher Verkehrsmittel sind für das spätere Leben in einer geschützten Wohngemeinschaft ebenso wichtig wie für einen täglichen Job. Sprech- und Sprachtherapie können sich nach den sozialen Fähigkeiten und der im jeweiligen Beruf erforderlichen Sprache richten. Die Beratung durch einen Psychologen kann bei Fragen zur Sexualität wichtig sein, aber auch für die Ablösung vom Elternhaus und für das Erlernen von beruhigenden Techniken, um Wutausbrüche zu kontrollieren.

In Zukunft könnten neue Medikamente, wie Nootropika, die Gedächtnisleistungen und höhere zerebrale Funktionen verbessern. Die Hoffnung auf die Gentherapie, oder Protein-Ersatz-Therapie, wird sich wahrscheinlich in 10 Jahren erfüllen. Ein sicherer Weg, das Gen oder das FMR1-Protein in den Neuronen zu ersetzen, muß erst noch gefunden werden (Rattazzi & Ioannou, 1996). Eine solche Behandlung wird umso effektiver sein, je jünger der Patient ist. Es ist unwahrscheinlich, daß geistige Behinderung durch die Gentherapie bei einem Erwachsenen mit Fragile-X-Syndrom reversibel gemacht werden kann, obwohl das Verhalten nachhaltig positiv beeinflußt werden kann. Mit den ständigen schnellen und dramatischen Fortschritten der Molekularbiologie sollte in der Zukunft eine Heilung auch beim Fragile-X-Syndrom möglich werden.

5

Genetische Diagnostik und Beratung

Ursula G. Froster, Björn Iwers

Vererbung der Erkrankung innerhalb der Familie

Das Fragile-X-Syndrom beruht auf einem Gendefekt, der auf dem X-Chromosom lokalisiert ist. Demnach sind Männer häufiger betroffen als Frauen, und sie zeigen in der Regel auch eine schwerere Ausprägung der Erkrankung. Der Erbgang ist jedoch nicht *klassisch X-chromosomal-rezessiv*. Vielmehr gibt es eine Reihe von ungewöhnlichen Ausnahmen: So kann das Fragile-X-Syndrom auch von klinisch unauffälligen Männern vererbt werden. 20% der Brüder von geistig behinderten Patienten mit Fragile-X-Syndrom sind klinisch unauffällige Anlageträger. Sie geben das Gen an ihre klinisch ebenfalls unauffälligen Töchter weiter, die dann wiederum ein Risiko von 50% haben, einen geistig behinderten Knaben zu bekommen. Ein klassischer X-chromosomaler Erbgang und der Erbgang beim Fragile-X-Syndrom sind exemplarisch dargestellt (Abb. 15).

Ebenfalls ungewöhnlich ist, daß 30% der weiblichen Anlageträgerinnen für das Krankheitsbild leichte bis mittelschwere Ausprägungen, z. B. eine Lernschwäche oder Minderbegabung zeigen. Die Abweichung vom klas-

Ein *klassischer X-chromosomal-rezessiver Erbgang* liegt z. B. bei der Bluterkrankheit vor: Frauen, die Überträgerinnen sind, haben in der Regel keine Krankheitszeichen. Erbt ein Junge das X-Chromosom mit dem Gendefekt, tritt bei ihm die Krankheit auf. Erbt er das zweite nicht veränderte X-Chromosom seiner Mutter, so hat er keine Krankheitszeichen. Da die Mutter zwei X-Chromosomen hat, sozusagen ein „krankes" und ein „gesundes", kann das „gesunde" X-Chromosom das „kranke" in seiner Funktion überdecken. Die Krankheit tritt nicht auf. Die Genveränderung ist rezessiv (zurücktretend). Beim klassischen X-chromosomal-rezessiven Erbgang sind die Söhne einer Anlageträgerin entweder krank oder gesund. Daß ein gesunder Sohn die Genveränderung an seine Nachkommen weitergeben könnte, ist dabei nicht möglich.

sischen Erbgang, die sich in der Stammbaumanalyse dadurch bemerkbar macht, daß die Mutation (Genveränderung) über mehrere Generationen unerkannt bleibt, d. h. keine klinischen Symptome auftreten, bezeichnet man als Sherman-Paradox: Die Töchter normaler

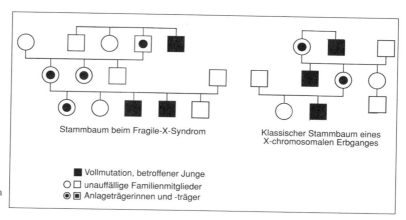

Stammbaum beim Fragile-X-Syndrom

Klassischer Stammbaum eines X-chromosomalen Erbganges

■ Vollmutation, betroffener Junge
○ □ unauffällige Familienmitglieder
◉ ◼ Anlageträgerinnen und -träger

Abb. 15: Stammbäume im Vergleich.

männlicher Anlageträger haben ein weit höheres Risiko für erkrankte Nachkommen als ihre Großmütter väterlicherseits (Abb. 16).

Nach der Aufklärung der molekularen Basis der Mutation ist diese Besonderheit nun auch auf dieser Ebene erklärbar: Die Trinukleotid-Repeat-Verlängerung erfolgt in der *Meiose* der Frau, die bereits eine mäßig verlängerte CGG-Sequenz *(Prämutation)* von ihrem Vater geerbt hat. Die damit erfolgte Verlängerung kann den kritischen Schwellenwert zur klinischen Ausprägung nunmehr eher erreichen.

Mit der Länge des *CGG-Trinukleotid-Repeats* bei der Anlageträgerin steigt ihr Risiko für klinisch erkrankte Nachkommen (Heitz et al., 1992). In einer Untersuchung von 19 mütterlichen Meiosen wurde gefunden, daß bei einer Repeat-Größe von 60 bis 69 das Risiko einer Expansion zur vollen Mutation bei 44% liegt, während es in der Größenordnung von 70 bis 89 Repeats 75%, bei 90 bis 99 Repeats 86% und über 100 Repeats 100% beträgt (Nolin et al., 1994). Selten wurde auch die Reduktion der Repeat-Größe in der nächsten Generation gefunden. Der kritische Wert, von dem an aus einer Prämutation mit dem daraus erfolgenden Risiko eine Vollmutation wird, liegt bei 66 Repeats. Eine große Multicenter-Studie (Rousseau et al., 1993) geht davon aus, daß eine Prämutation von mehr als 66 Repeats bei einer

Meiose: Reifeteilung der Erbanlageträger. Der gesamte menschliche Chromosomensatz wird dabei von 46 Chromosomen auf 2 x 23 Chromosomen geteilt. Dies geschieht in den Eizellen bzw. Samenzellen, die daher in der Regel nur 23 Chromosomen haben. Während der Reifeteilung laufen weitere komplizierte Vorgänge ab; so werden in diesen Schritten auch Anlagen genetisch geprägt: Die ursprüngliche genetische Prägung der Gene wird aufgehoben und nun, entsprechend dem vererbenden Elternteil, neu geprägt.

Prämutation: Zahlreiche Veränderungen der Erbsubstanz verlaufen in mehreren Schritten, nämlich zunächst einer Prä-(Vor-)Mutation und dann einer endgültigen Mutation. Anlageträger und -trägerinnen einer Prämutation sind in der Regel gesund, haben aber ein Risiko, daß auch der zweite Schritt bis zur endgültigen Veränderung der Erbsubstanz ausgelöst werden kann. Bei einigen Krebserkrankungen vollziehen sich diese Schritte im betroffenen Gewebe. Beim Fragile-X-Syndrom erfolgt der Schritt von der Prä- zur Vollmutation von einer Generation zur nächsten, aber nur, wenn die Mutter die Anlageträgerin ist.

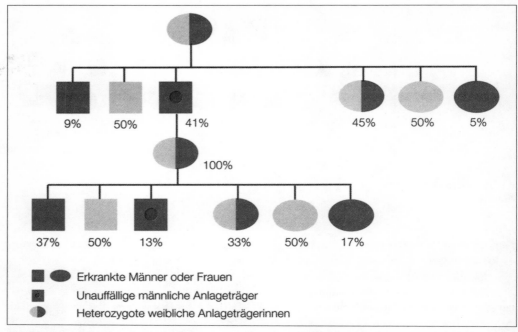

Abb. 16: Sherman-Paradox: Generationsweise Häufigkeit der Erkrankungswahrscheinlichkeit beim Fragile-X-Syndrom (aus Froster, 1995).

von 110 Personen (0,9 %) in der Durchschnittsbevölkerung vorkommt. Damit stellt sich die Frage, ob es angebracht wäre, im Rahmen jeder vorgeburtlichen Beratung auf die Möglichkeit des Krankheitsbildes Fragile-X-Syndrom hinzuweisen und eine Untersuchung auf eine Prämutation in das Schwangerenuntersuchungsprogramm einzubeziehen (Ryynänen et al., 1995).

Ein weiterer Faktor, der die Stabilität der Prämutation von einer Generation zur anderen mitbestimmt, ist die Anzahl der AGG-Trinukleotide, die in regelmäßigen Abständen zwischen den CGG-Anteilen der Prämutation liegen. Wenn die zwischengeschalteten AGG-Anteile, die normalerweise nach jeweils 9 bis 10 CGG-Repeats auftreten, verloren gehen, entsteht ein längeres ununterbrochenes CGG-Stück, das zur erhöhten Instabilität und damit zum Risiko einer Vollmutation führt (Eichler et al., 1994).

Trinukleotid, Triplett: DNA-Abschnitt der aus drei Basen besteht. Jedes Basentriplett – wobei an jeder Position eine der vier verschiedenen Basen stehen kann – kann einer Aminosäure der Proteinbiosynthese zugeordnet werden (genetischer Code). Die vier Basen sind Cytosin (C), Guanin (G), Adenin (A) und Thymin (T).

CGG ist die Abkürzung für ein Trinukleotid, bei dem an erster Stelle Cytosin steht, an zweiter Guanin und an dritter ebenfalls Guanin. Ein solches CGG-Triplett an einer bestimmten Stelle der DNA des X-Chromosoms liegt beim Fragile-X-Syndrom häufig vervielfacht vor: So spricht man bei 10 Wiederholungen (engl. „repeats") des Tripletts in der Fachsprache von 10 *CGG-Trinukleotid-Repeats.*

Grundlagen der genetischen Beratung beim Fragile-X-Syndrom

In der genetischen Beratung zum Fragile-X-Syndrom ist die Erhebung einer genetischen Familienanamnese vorrangig. Die Frage nach geistig behinderten männlichen Familienmitgliedern wird dabei im Vordergrund stehen. Ein Stammbaum, wie er beim Fragile-X-Syndrom vorliegen kann, wurde bereits dargestellt (Abb. 15). Allerdings kann die Mutation auch über Generationen „still" weitergegeben worden sein, sodaß als erste klinisch auffällige Patienten ein betroffenes Brüderpaar die Verdachtsdiagnose auf das Fragile-X-Syndrom richten. Nach allem, was wir heute über die Verschiedenartigkeit des klinischen Bildes wissen, ist auch bei lernbehinderten Mädchen oder bei verhaltensgestörten Knaben eine molekulargenetische Ausschlußdiagnostik auf das Fragile-X-Syndrom gerechtfertigt, da die Konsequenzen für die Familie und ihre Familienplanung gravierend sein können. Wenn die Diagnose bei einem Familienmitglied gesichert ist, sollte die weitere Familie in die Untersuchung einbezogen werden und eine Beratung sowie evtl. eine molekulargenetische Diagnostik angeboten werden.

Aus dem Stammbaum ergeben sich Hinweise darauf, wer in der jeweiligen Familie das Risiko hat, Anlageträger/in für das Krankheitsbild zu sein. Generell kann man sagen, daß alle Geschwister, männliche und weibliche, eines Indexfalles ein Risiko haben, eine Prämutation oder Vollmutation ererbt zu haben. Die Mutter eines männlichen Patienten ist obligate Anlageträgerin einer Prämutation. Sehr seltene Ausnahmen bestehen dann, wenn das Krankheitsbild nicht auf einer Trinukleotid-Repeat-Verlängerung beruht, sondern auf einer neu entstandenen Punktmutation oder Deletion im FMR1-Gen. Auf diese Ausnahmen werden wir aber im folgenden nicht eingehen, sondern wir werden uns auf den Regelfall einer Trinukleotid-Repeat-Verlängerung als zugrundeliegende Mutation beschränken.

In der Beratung der Mutter eines betroffenen Patienten ist es dann wichtig herauszufinden, wie hoch das Wiederholungsrisiko ist. Dieses hängt von der Größe der Prämutation und der Länge nicht unterbrochener CGG-Repeat-Strecken ab. Das Risiko läßt sich anhand der Expansion in Kilobasen (Kb) des instabilen p(CGG)n -Repeats als Delta-Wert berechnen. Der Δ-Wert läßt sich aus der Größe des jeweiligen Normalallels und dem mutierten Allel einer Anlageträgerin nach *Southern Blot* oder *PCR-Analyse* berechnen. Nach dieser Berechnung (Turner et al., 1994) kann das Risiko für erkrankte männliche oder weibliche Nachkommen abgeschätzt werden (Tab. 7)

Der Einsatz molekulargenetischer Techniken hat die genetische Beratung zum Fragile-X-Syndrom deutlich präzisiert. Bei weiblichen Familienmitgliedern kann neben dem generellen Risiko mit Hilfe des Methylierungsmusters der X-Chromosomen auch das Risiko des voraussichtlichen Ausmaßes der Minderbegabung abgeschätzt werden.

Southern Blot: Blotting-Verfahren, nach dem Erfinder Dr. Ed. Southern benannt. *PCR-Analyse:* Abkürzung für „polymerase chain reaction", Polymerase-Kettenreaktion. Beides sind Techniken der molekulargenetischen Untersuchung. Sie sind detailliert in Kapitel 13 beschrieben.

Praktische Interpretationsmöglichkeiten molekulargenetischer Befunde

Molekulargenetische Befunde sind für den Laien nicht immer verständlich. Daher stellen wir im folgenden einige praktische Beispiele zusammen, welche Aussagemöglichkeiten aus einer molekulargenetischen Untersuchung er-

Δ-Größe bei der Mutter	Männliche Nachkommen	Weibliche Nachkommen	Chance für ein gesundes Kind (männlich oder weiblich)
0,06–0,14	1 : 3,5 29%	1 zu 4 25%	71%
0,15–0.24	fast 1 : 2 46%	1 : 3 32%	61%
> 0,24	1 : 2 50%	1 : 3 32%	59%

Tab. 7: Risiko eines erkrankten Kindes (nach Turner et al., 1994).

folgen können und welche Einschränkungen sich ergeben.

Bei der klinischen Verdachtsdiagnose „Fragile-X-Syndrom" erfolgt nach Einverständnis und Beratung eine Blutentnahme von ca. 10 ml Venenblut (bei kleinen Kindern evtl. auch weniger) in einem EDTA-Röhrchen (K⁺-EDTA). Der EDTA-Zusatz ist notwendig, um das Blut ungerinnbar zu machen. Es kann auch Blut in einem Nativ-Röhrchen mit Zusatz von 0,5 oder 1 ml Liquemin® entnommen werden. Wird eine Vollmutation vermutet, kann auch ein Bluttest mit Antikörpern (s. Kap. 15) auf einem Blutausstrich bereits Aufschluß geben, ob das FMR1-Protein vorhanden ist oder nicht.

Aus dem gewonnenen Venenblut wird DNA präpariert oder eine *lymphoblastoide Zellinie* angelegt. Wird eine Vollmutation vermutet, sollte vorzugsweise die Analyse durch Southern Blot (s. Kap. 13) erfolgen, da bei Verwendung der PCR-Technik Schwierigkeiten der Interpretation bei einem Mosaikbefund auftreten können. Bei der Untersuchung verschiedener Mitglieder einer Familie können unterschiedliche Befunde auftreten.

Die molekularen Ergebnisse können, nach heutigem Wissensstand, zu folgenden Aussagen führen:

▶ 1. Es wurde keine Expansion des CGG-Repeats nachgewiesen und ein unauffälliges Allel wurde gefunden.

▶ a. Der Proband ist nicht Träger der Fragile-

Lymphoblastoide Zellinie: Lymphoblasten sind die Vorstufe der weißen Blutkörperchen (Lymphozyten). Sie haben ihre Fähigkeit sich beliebig weiter zu teilen nicht verloren. Solche Zellinien können lange aufbewahrt werden, und es können daran weitere Untersuchungen durchgeführt werden, ohne erneut Blut abnehmen zu müssen.

X-Mutation und wird diese auch nicht weitergeben.

▶ b. Der Proband ist Träger einer anderen Mutation, z.B. FRAXE, oder hat eine Deletion oder Punktmutation im FMR1-Gen. Ist der Proteinnachweis positiv, wäre es sinnvoll, nach den sehr seltenen Deletionen oder Punktmutationen im FMR1-Gen zu suchen. Ist der Proteinnachweis negativ, muß nach einer anderen Diagnose gesucht werden.

▶ 2. Eine mäßige Expansion (Prämutation) des CGG-Repeats wurde nachgewiesen.

▶ a. Bei einem Mann: Dieser Proband ist Anlageträger. Er gibt die Prämutation an alle seine Töchter weiter, die alle Anlageträgerinnen für das Fragile-X-Syndrom sind und damit ein Risiko haben, erkrankte Nachkommen zu bekommen. Das Krankheitsbild überspringt damit praktisch eine Generation. Allerdings können auch die Töchter unauffälliger männlicher Anlageträger eine meist leichte klinische Ausprägung zeigen. Da er an alle seine Söhne sein Y-Chromosom vererbt, sind die Söhne eines Anlageträgers gesund und selbst nicht Anlageträger des Fragile-X-Syndroms. Sie geben es auch nicht weiter.

▶ b. Bei einer Frau: Diese Frau ist Anlageträgerin. Von der Größe der Prämutation hängt ihr Risiko ab, erkrankte Söhne oder Töchter zu bekommen. Der Grad ihrer klinischen Betroffenheit wiederum kann mit Hilfe des Methylierungsmusters der X-Chromosomen vorsichtig abgeschätzt werden. Ihre Chance, gesunde Nachkommen, Söhne oder Töchter, zu bekommen, hängt ebenfalls von der Größe ihrer Prämutation ab. Eine PCR-Analyse ermöglicht die Bestimmung der exakten Größe der CGG-Repeats. Allerdings reicht unserer Meinung nach eine alleinige PCR-Analyse bei einer Anlageträgerin zu diagnostischen Zwecken nicht aus und sollte immer durch eine Southern-Blot-Analyse ergänzt werden. Das ist wichtig, um Mosaike auszuschließen.

▶ 3. Es wird eine Vollmutation nachgewiesen.

▶ a. Bei einem Mann: Damit ist die klinische Verdachtsdiagnose eines Fragile-X-Syndroms bestätigt, wenn er klinische Anzeichen des Krankheitsbildes zeigt. Dabei ist zu beachten, daß die Größe der Expansion keine Rückschlüsse auf den Schweregrad des Krankheitsbildes, insbesondere der geistigen Behinderung, erlaubt. Wenn er klinisch unauffällig ist, auch dieses Beispiel gibt es in sehr seltenen Fällen, kann eine Veränderung des Methylierungsmusters diesen „diskrepanten" Befund erklären.

▶ b. Bei einer Frau: Die klinische Diagnose Fragile-X-Syndrom ist damit bestätigt. Die klinische Ausprägung ist prinzipiell mit dem Methylierungsmuster der X-Chromosomen erklärbar. Das Methylierungsmuster kann man molekulargenetisch durch die Wahl geeigneter Restriktionsenzyme untersuchen (s. Kap. 14).

▶ 4. Es wird ein Mosaik nachgewiesen. Bei vielen Patienten mit Fragile-X-Syndrom liegen neben Zellen mit der Vollmutation auch Zellen mit kurzen CGG-Repeats vor. Dies kann im Einzelfall dazu führen, daß eine Vollmutation übersehen wird, vor allem wenn nur die PCR-Technik zur Untersuchung verwendet wird. Es wird dann ein falsch negatives Ergebnis erhoben. Daher ist vor allem bei weiblichen Familienmitgliedern mit einem theoretisch möglichen Risiko wichtig, bei unauffälligem PCR-Ergebnis zur Sicherheit noch einen Southern Blot durchzuführen.

Pränatale Diagnostik

Die vorgeburtliche (pränatale) Diagnostik des Fragile-X-Syndroms entwickelte sich parallel zu den technischen und diagnostischen Gegebenheiten des Krankheitsbildes.

Die erste vorgeburtliche Diagnostik erfolgte zytogenetisch nach Induktion des Fragile sites Xq27.3 an Amnionzellen (Jenkins et al., 1981). Vier Jahre später konnte die Segregation (Weitervererbung) des Krankheitsbildes untersucht und die indirekte molekulargenetische Diagnose pränatal mit flankierenden DNA-Markern durchgeführt werden (Oberlé et al., 1985). Nachdem die Mutation bekannt war, war auch pränatal eine direkte molekulargenetische Diagnostik durch PCR-Amplifikation des CGG-Repeats und Southern Blot mit geeigenten Proben (Ox1.9, pfxa3 oder StB12.3) möglich.

Heute kann eine pränatale Diagnostik in der Regel entweder aus Amnionzellen nach Fruchtwasserpunktion (Amniozentese) in der 14. bis 16. Schwangerschaftswoche, nach Chorionzottenbiopsie in der 9. bis 11. Schwangerschaftswoche oder nach Entnahme von Blut aus der Nabelschnur (20. Schwangerschafts-Woche) angeboten werden. Auf die Probleme, die bei der pränatalen Diagnostik aus Chorionzotten auftreten können, wird in Kapitel 14 ausführlich eingegangen.

Wesentlich ist es vor jeder pränatalen Diagnostik, die Diagnose „Fragile-X-Syndrom" in der Familie zu sichern. Ebenso sollte vor der Entnahme von Chorionzottenmaterial oder von Fruchtwasser zur pränatalen Dia-

Amniozentese: Entnahme von Amnionzellen (Fruchtwasserzellen) durch Fruchtwasserpunktion. Bei der klassischen vorgeburtlichen Diagnostik wird in der 14. bis 18. Schwangerschaftswoche durch die Bauchdecke der Mutter in den Fruchtsack eingegangen und Fruchtwasser unter Ultraschallsicht entnommen. Im Fruchtwasser schwimmen abgestoßene Zellen des ungeborenen Kindes. Daraus kann der kindliche Chromosomensatz bestimmt werden. Es können aber auch molekulargenetische Untersuchungen durchgeführt werden, wozu die Zellen meist erst angezüchtet werden müssen. Dies kann einige Wochen in Anspruch nehmen.

Chorionzottenbiopsie: Entnahme von Chorionzellen aus dem Mutterkuchen der Plazenta. Dazu wird entweder durch den Muttermund ein flexibles Röhrchen eingeführt und einige Zotten abgesaugt, oder sie werden durch die Bauchdecke der Mutter entnommen.
Für molekulargenetische Untersuchungen sind Chorionzellen günstiger als Amnionzellen, da sie viele Zellkerne und damit viel DNA enthalten. Chorionzellen stammen aber nicht direkt vom Kind, sondern vom Mutterkuchen und können daher teilweise andere Eigenschaften haben. Die Chorionzottenuntersuchung kann bereits in der 9. bis 11. Schwangerschaftswoche durchgeführt werden.

gnostik eine genetische Beratung erfolgen, um sicherzustellen, daß die werdende Mutter die

Möglichkeiten, aber auch die Grenzen und Risiken der vorgeburtlichen Diagnostik versteht. Falsche Erwartungen sind für den behandelnden Arzt und die Familie mindestens in gleichem Maße unangenehm, wie ein überraschend pathologisches Ergebnis.

In vielen Fällen wird die vorgeburtliche Diagnostik an Chorionzottenmaterial durchgeführt. Zunächst wird eine zytogenetische Untersuchung am entnommenen Zellmaterial durchgeführt. Diese dient dazu, das Geschlecht des Feten zu bestimmen und zahlenmäßige (z. B. Down-Syndrom) oder grobstrukturelle Chromosomenanomalien auszuschließen. Theoretisch könnte ein Fet zwar die Fragile-X-Mutation nicht geerbt haben, aber an einem Down-Syndrom erkrankt sein.

Aus den Chorionzotten, die sehr viele Zellkerne enthalten, und damit reich an DNA sind, wird DNA präpariert. Diese wird für die Diagnostik verwendet (s. Kap. 14). In manchen Labors werden zusätzlich Mikrosatellitenproben verwendet, um auszuschließen, daß eine Verunreinigung mit mütterlichen Zellen das Ergebnis stören könnte. Die Ergebnisse nach PCR- oder Southern-Blot-Analyse erfordern eine sorgfältige Interpretation. Wichtig ist es, bei Verwendung von Chorionzottenmaterial zu beachten, daß der Methylierungsstatus im plazentaren Gewebe anders sein kann und meist auch anders ist, als im Gewebe des Embryos (Iida et al., 1994). Chorionzotten eignen sich daher nicht für eine Diagnostik des Methylierungsstatus beim Fragile-X-Syndrom.

Ebenfalls schwierig ist die Interpretation einer Prämutation in der pränatalen Diagnostik an Chorionzotten. Es ist bekannt, daß ein Mosaik mit Vollmutation und Prämutation in verschiedenen Geweben unterschiedlich verteilt sein kann. Der Befund einer Prämutation im Chorionzottenmaterial schließt daher das Vorliegen einer Vollmutation in anderen Körperregionen des Kindes nicht aus. Daher ist zu empfehlen, beim Befund einer Prämutation im Chorionzottenmaterial die Diagnose durch eine Untersuchung des fetalen Blutes nach Blutentnahme aus der Nabelschnur abzusichern (Strain et al., 1994). Generell wird empfohlen eine positive Diagnose, also eine Prä- oder Vollmutation, nochmals an embryonalem Gewebe (Amnionzellen oder fetalem Blut aus der Nabelschnur) zu sichern.

Ein unauffälliger Befund in der pränatalen Diagnose kann vielen Müttern mit einem Risiko heute ein angstfreies Erleben der Schwangerschaft möglich machen. Ein pathologischer Befund kann für viele Eltern Anlaß sein, die Schwangerschaft nicht fortzusetzen.

Eine Diagnostik vor der Einnistung (Implantation) des Embryos in die Gebärmutterwand (Präimplantationsdiagnostik) ist heute auch beim Fragile-X-Syndrom möglich (Dreesen et al., 1995). Diese aufwendige Technik erfordert allerdings eine In-vitro-Befruchtung (Befruchtung im Reagenzglas) und ist damit großen Zentren mit Erfahrung in dieser Technik vorbehalten. Meist wird die Frage nach der pränatalen Diagnostik nach natürlich eingetretener Schwangerschaft erfolgen. Wenn allerdings ein Paar mehrere Schwangerschaftsabbrüche durchlitten hat, ist die Möglichkeit der Präimplantationsdiagnostik durchaus in Erwägung zu ziehen (Harper, 1996). Allerdings ist die Präimplantationsdiagnostik in Deutschland derzeit noch nicht gestattet.

6

Interessengemeinschaft Marker-X

Ursula Wachtel

In Ergänzung zu den Elternberichten, der Darstellung von klinischem Bild, Zytogenetik und Molekulargenetik soll an dieser Stelle kurz die Interessengemeinschaft Marker-X e.V. vorgestellt werden, in der sich betroffene Familien zusammengschlossen haben.

Aus kleinen Anfängen heraus bildete sich 1984 in Schleswig-Holstein eine Elterninitiative. Die seitdem stattfindenden Jahrestreffen der Eltern dienen einerseits der Information über das Krankheitsbild, andererseits ganz wesentlich dem Erfahrungsaustausch, besonders im Umgang mit den Verhaltensauffälligkeiten, und auch mit den symptomatischen Behandlungsmöglichkeiten.

In den vergangenen Jahren wurden auch erhebliche Anstrengungen unternommen, das Krankheitsbild in der Öffentlichkeit bekannt zu machen und dadurch den Betroffenen Schwierigkeiten mit den Schulen und Behörden zu ersparen. Dies hat dazu geführt, daß sich eine steigende Zahl von Eltern der Interessengemeinschaft Marker-X-Syndrom anschloß und ein gemeinnütziger Verein gegründet werden konnte.

Zu seinen Zielsetzungen gehört:
► Intensivierung der genetischen Beratung
► Bekannt machen des Krankheitsbilds des Fragile-X-Syndroms in der Öffentlichkeit, besonders auch in medizinischen, sozialen und pädagogischen Berufen
► Herstellen von Kontakten zwischen betroffenen Familien
► Aufbau von Regionalgruppen in allen Bundesländern
► Optimale Förderung der betroffenen Kinder und Erwachsenen

Eltern von Kindern mit Fragile-X-Syndrom können sich an folgende Kontaktanschriften wenden, um Anschluß bei anderen betroffenen Familien mit den gleichen Sorgen und Nöten zu finden:

► Frau Elsbeth Lamp
  Goethering 42
  24576 Bad Bramstedt
  Tel. 0 41 92/40 52
► Frau Elke Offenhäuser
  Gartenäcker 20
  74635 Kupferzell-Hesselborn
  Tel. 0 79 44/4 11

Spezieller Teil 1:
Klinik der Erkrankung

7

Vorkommen des Fragile-X-Syndroms in der Bevölkerung

Ursula G. Froster

Das Fragile-X-Syndrom gilt heute neben dem Down-Syndrom als häufigste Form erblicher geistiger Behinderung überhaupt. Epidemiologische Studien zum Fragile-X-Syndrom waren zunächst schwierig, da ein sicherer Nachweis des Gendefektes vor Entdeckung der molekularen Grundlagen des Krankheitsbildes nicht möglich war. Die Berechnungen zur Häufigkeit des Krankheitsbildes (Prävalenz) und zur Häufigkeit der Genveränderung (Genfrequenz) wurden daher zunächst in Populationen geistig Behinderter durchgeführt. Andere umschriebene Gruppen, die klinische Anzeichen des Krankheitsbildes Fragile-X-Syndrom zeigten, wurden ebenfalls auf die Häufigkeit des Markers untersucht. Dazu gehörten vor allem Gruppen *autistischer* Kinder oder Kinder und Erwachsene mit Makroorchidie (Hodenvergrößerung) und Minderbegabung.

Untersuchungen zur Häufigkeit einer Krankheit sind gerade dann wichtig, wenn es sich um eine neu abgrenzbare Erkrankung handelt, wie es beim Fragile-X-Syndrom der Fall war. Damit kann die gesundheitspolitische Größenordnung des Problems erkannt werden, wovon meist auch die Menge an Fördermitteln, die für die Forschung an einem Krankheitsbild zur Verfügung gestellt wird, abhängt. Diese Forschung ist für betroffene Familien von großer

Autismus ist eine Entwicklungsstörung, deren Hauptkennzeichen die unzureichende Entwicklung sozialer und sprachlicher Fähigkeiten ist. Die Reaktionen auf Veränderungen, der Aufbau sozialer Kontakte mit anderen Menschen, das Verhalten gegenüber Gegenständen und Ereignissen sind gestört. Die Ursachen autistischer Störungen sind weitgehend ungeklärt. Detailliert wird auf die Verbindung von Autismus und dem Fragile-X-Syndrom in Kapitel 10 eingegangen.

Bedeutung, denn sie ist die Voraussetzung, um Ihnen eine sichere Diagnose anbieten zu können und um später in der Lage zu sein, eine Möglichkeit der Behandlung zu finden.

Größere Untersuchungen waren speziell in Gruppen geistig behinderter Patienten schwierig, da vielfach zuerst Vorurteile gegenüber genetischen Untersuchungen überwunden werden mußten. Eine intensive Überzeugungsarbeit war erforderlich, um den Nutzen einer diagnostischen Abklärung für die betroffenen Familien verständlich zu machen. War diese Einsicht erreicht, zeigte sich meist ein großes Interesse der Familien an der Diagnostik und das Angebot genetischer Beratung wurde gerne angenommen.

Untersuchungen zur Krankheitshäufigkeit

Bevor die molekulare Grundlage des Fragile-X-Syndroms geklärt war, basierten Untersuchungen zur Häufigkeit des Krankheitsbildes ausschließlich auf klinischen Merkmalen oder zytogenetischen Untersuchungen. Da diese Merkmale gewisse Unsicherheiten aufwiesen, war es ausgesprochen schwierig, eine Häufigkeitsabschätzung des Krankheitsbildes in der Durchschnittsbevölkerung vorzunehmen.

Ganz besonders problematisch war die Abschätzung der Häufigkeit der Prämutation. Das liegt vor allem daran, daß Anlageträgerinnen und Anlageträger klinisch nicht erkannt werden konnten: Zwei Drittel der weiblichen Anlageträgerinnen haben eine normale Intelligenz und bei einem Drittel läßt sich die zytogenetische Auffälligkeit nicht nachweisen. Ungefähr ein Drittel der männlichen Anlageträger (solche mit einer Prämutation oder fehlender Methylierung der Mutation) haben eine normale Intelligenz und sind zytogenetisch unauffällig.

Häufigkeitserhebungen waren darauf angewiesen, sich an sicheren klinischen Gesichtspunkten zu orientieren, in erster Linie an der geistigen Behinderung. Daher wurden Untersuchungen an geistig Behinderten durchgeführt. Aber auch hier traten Schwierigkeiten auf, da es nur wenige Einrichtungen für geistig behinderte Erwachsene gibt. Nach dem Schulalter werden geistig behinderte Heranwachsende und Erwachsene in die Allgemeinbevölkerung und Familien aufgenommen und treten als Gruppe nicht mehr in Erscheinung. Weiterhin sind viele Kinder mit Fragile-X-Syndrom nur grenzwertig oder leicht geistig behindert. Sie beginnen mit einer unauffälligen Schulausbildung und bekommen mit zunehmenden schulischen Ansprüchen, vor allem beim Übergang zu weiterführenden Schulen, Probleme. Sie sind manchmal in der Lage, einen Hauptschulabschluß, in Einzelfällen auch einen höheren Schulabschluß zu erreichen, oder einen einfachen Beruf auszuüben.

Herbst und Miller (1980) untersuchten die Häufigkeit geschlechtsgebunden vererbter geistiger Behinderung anhand des Fehlbildungsregisters in British Columbia, Canada. Dieses Register enthält Informationen über alle mit einer Fehlbildung geborenen Kinder sowie über Kinder und Erwachsene mit einer Behinderung oder chronischen Erkrankung in der kanadischen Provinz British Columbia (Baird, 1987). Durch strenge Vorschriften sind die personenbezogenen Daten geschützt. Die im Register enthaltenen Informationen sind präzise und ermöglichen eine anonymisierte Auswertung von Krankheitshäufigkeiten in einer umschriebenen Bevölkerung. In der Auswertung von Bruderpaaren oder Schwesterpaaren fanden die Untersucher, daß geschlechtsgebunden vererbte geistige Behinderung mit einer Häufigkeit von 1,83 Fällen unter 1000 Männern vorkommt. Unter der Annahme, daß ungefähr ein Drittel aller Fälle geschlechtsgebunden vererbter geistiger Behinderung auf das Fragile-X-Syndrom zurückzuführen ist, schätzte man die Häufigkeit des Fragile-X-Syndroms damals auf 0,92 auf 1000 Männer (Herbst et al., 1981; Howard-Peebles & Stoddard, 1979).

In Skandinavien wurden Untersuchungen mit der Zielsetzung einer vollständigen Erfassung aller Kinder mit Fragile-X-Syndrom durchgeführt. Die Berechnung zur Häufigkeit geistiger Behinderung in Nordschweden (Gustavson et al., 1977) zeigte, daß 8,1 auf 1000 Kinder einen IQ unter 70 hatten, davon waren 4,2 von 1000 Kindern mit einem IQ von 50 bis 69 leicht geistig behindert. Der Anteil des Fragile-X-Syndroms wurde in der Provinz Vasterbotton auf einen unter 1500 Knaben (Gustavson et al., 1986) angegeben. Ähnliche Häufigkeitsab-

Tab. 8: Häufigkeit in verschiedenen europäischen Ländern.

Land	Häufigkeit Knaben	Häufigkeit Mädchen	Besonderheit
Schweden (Gustavson et al.; 1986/1987)	0,67 auf 1000	–	IQ meist unter 70
Finnland (Kähkönen et al., 1987)	0,8 auf 1000	0,4 auf 1000	
England (Provinz Coventry) (Webb et al., 1986)	0,75 auf 1000	0,6 auf 1000	In Schulen für Lernbehinderte
Verschiedene europäische Länder	0,4–0,9 auf 1000	0,2–0,6 auf 1000	Zytogenetische Untersuchungen als Basis der Häufigkeitsangabe

schätzungen ergaben sich für Finnland. In England, in der Provinz Coventry, untersuchte man die Häufigkeit des Fragile-X-Syndroms in einer ethnisch gemischten Bevölkerung unter Kindern, die eine Lernbehindertenschule besuchten und fand, ebenso wie in Australien, Kinder mit Fragile-X-Syndrom in annähernd gleicher Häufigkeit (Tab. 8; Turner et al., 1986; Webb et al., 1986).

Untersuchungen zur Häufigkeit in speziellen Bevölkerungsgruppen

Um die Frage zu klären, welchen Anteil das Fragile-X-Syndrom in speziellen Gruppen hat, wurden Untersuchungen unter Verwendung zytogenetischer Nachweismethoden in Gruppen geistig Behinderter, unter Heimbewohnern, in Heimen geistig Behinderter oder unter Patienten mit autistischer Symptomatik durchgeführt (Tab. 9).

Die größte Untersuchung in einer auslesefreien Gruppe der Durchschnittsbevölkerung mit zytogenetischen Methoden stammt von

Sutherland und Mitarbeitern (1985). Unter 1019 Neugeborenen in Südaustralien fand seine Arbeitsgruppe keinen einzigen positiven Fall. Auch die Ausweitung dieser Studie auf 3458 Neugeborene (1810 Knaben und 1648 Mädchen) ergab keinen positiven Fall.

Untersuchungen in Familien mit erblicher geistiger Behinderung

Es gibt unterschiedliche Formen geschlechtsgebunden vererbter, und damit familiär auftretender, geistiger Behinderung. Um festzustellen, welcher Anteil davon auf das Fragile-X-Syndrom entfällt, wurden Familien mit dem entsprechenden Erbgang zytogenetisch untersucht. Verschiedene Studien fanden, daß in einem Drittel der Familien mit geschlechtsgebunden vererbter geistiger Behinderung das Fragile-X-Syndrom Ursache der Störung ist, wobei die Angabe zwischen 6 von 7 und 2 von 21 Familien schwanken (Jennings et al., 1980; Proops et al., 1983; Jacobs et al., 1980; Ishikiriyama & Niikawa, 1983).

Tab. 9: Häufigkeit in verschiedenen Gruppen klinisch auffälliger Patienten.

Land (Autoren)	Häufigkeit	Besonderheit
Schweden (Blomquist et al., 1983	6% 4,5% 0	Autistische Symptomatik bei: 96 Knaben mit IQ < 50 Knaben mit IQ 50–70 61 Mädchen
Finnland (Kähkönen et al., 1987)	6,6% 4%	Knaben Mädchen
England (Bundey et al., 1985)	8,9%	Knaben
Australien (Sutherland et al., 1985; Turner et al., 1980)	3,35% 1,2–7%	Knaben Mädchen aus Sonderschulen
Oklahoma, USA (Carpenter et al., 1982), Hawaii (Proops et al., 1983)	2,9%	Minderbegabte Schulkinder

Untersuchungen unter Männern mit Hodenvergrößerung

Zytogenetische Untersuchungen zum Nachweis des Fragile-X-Syndroms sind technisch sehr aufwendig. Daher bemühte man sich, klinische Kriterien als Vorauswahl heranzuziehen, die einen Hinweis auf das Fragile-X-Syndrom darstellen konnten. Die Hodenvergrößerung (Makroorchidie) ist bei Knaben vor der Pubertät kein sicheres klinisches Kriterium, dennoch war sie in einigen Studien Grundlage der klinischen Auswahl. Einem ersten Hinweis auf eine Familie mit geschlechtsgebundener geistiger Behinderung und Makroorchidie (Escalante et al., 1971) folgten zahlreiche weitere Beispiele (Turner et al., 1975; Bowen et al., 1978; Cantu et al., 1978). Die Messung des Hodenvolumens in diesem Studien ergab bei erwachsenen Männern mit dem Krankheitsbild Hodenvolumina über 25 ml (über der 90. Perzentile).

Bei Männern mit geistiger Behinderung und einer entsprechenden Makroorchidie wurde das Fragile-X-Syndrom in einer Häufigkeit von 11% bis 44 % (Kirkilonis et al., 1983; Shapiro et al., 1983) nachgewiesen.

In einer eigenen Untersuchung unter 26 geistig normalen Männern mit Infertilität und Makroorchidie ohne spezielle Familienanamnese wurde das Fragile site Xq27.3 in keinem Fall nachgewiesen, dafür aber in zwei Fällen ein Fragile site bei Xq26 in einer kleinen Anzahl der untersuchten Zellen (Meschede & Froster, unpublizierte Daten).

Häufigkeit des Fragile-X-Syndroms in Populationen mit Autismus

Einzelbeobachtungen, aber vor allem Studien aus Schweden, hatten Hinweise auf eine Assoziation zwischen autistischer Symptomatik und Fragile-X-Syndrom ergeben (Brown et al., 1982 a, 1982 b; Gillberg & Wahlström, 1985). So fand sich bei 4 von 20 (20%) Patienten mit Kanner-Autismus das Fragile-X-Syndrom (Gillberg et al., 1987). Andere Untersucher (Reis et al., 1986; Venter et al., 1984) konnten keinen Zusammenhang zwischen Autismus und Fragile-X-Syndrom nachweisen. In einer multizentrischen Studien unter Kindern mit autistischer Symptomatik wurden 13,1% (24 von 183) zytogenetisch als positiv für das fragile X-Chromosom identifiziert. Umgekehrt wiesen 17,3% der Patienten mit Fragile-X-Syndrom eine autistische Symptomatik auf (Brown et al., 1986; Hagerman et al., 1986).

Neuere umfangreiche Studien mit molekulargenetischen Methoden und klinisch strengen Kriterien für die Diagnose „Autismus" sprechen gegen einen kausalen Zusammenhang zwischen Fragile-X-Syndrom und klassischem Autismus (Hallmayer et al., 1994). Zum klinischen Bild der psychopathologischen Veränderungen des Fragile-X-Syndroms gehören jedoch autistische Verhaltensmuster, die bei bis zu 60% der Patienten nachgewiesen werden konnten (Levitas et al., 1983; s. Kap. 10).

Untersuchungen in Patientengruppen, die in Heimen für Behinderte leben

In Europa wurden in Deutschland, Finnland, Italien und England Untersuchungen zur Häufigkeit des Fragile-X-Syndroms in Heimen und Institutionen für geistig Behinderte durchgeführt (Froster-Iskenius et al., 1983; Kähkönen et al., 1983; Gruppo Siciliano di cooperazione per studio del cromosoma X, 1987; Pimrose et al., 1986). Die Häufigkeitsangaben (Tab. 10) liegen zwischen 4 und 8%. Ähnliche Angaben wurden in den USA und Australien erarbeitet, während aus Hawaii mit 1,8% die niedrigste Häufigkeitsangabe stammt.

Untersuchungen auf das Fragile-X-Syndrom in Heimen für geistig Behinderte geben die tatsächliche Prävalenz des Krankheitsbildes nicht sicher wieder, sie leisten jedoch einen wesentlichen Beitrag zum Krankheitswert (Morbidität). Für epidemiologische Fragestellungen können diese Untersuchungen nur mit Zurückhaltung betrachtet werden, da die untersuchte Population wenig definiert ist. Darüber hinaus ist die Politik der Institutionalisierung von geistig behinderten Patienten in verschiedenen Bevölkerungsgruppen und Ländern unterschiedlich und unterliegt vielfältigen soziologischen Kriterien.

Untersuchungen zur Häufigkeit in verschiedenen Ländern und Ethnien

Das Fragile-X-Syndrom konnte bisher bei Angehörigen aller Völkergruppen nachgewiesen werden, in denen entsprechende Studien durchgeführt wurden. Zunächst nahm man an, daß die Erkrankung insbesondere in der nordeuropäischen Bevölkerung auftritt (Herbst, 1980), später wurde dann deutlich, daß dies wahrscheinlich darauf beruhte, daß in dieser Gruppe besonders häufig danach gesucht wurde.

Schon bald wurden auch in den südeuropäischen Ländern, Spanien, Griechenland und Italien, Familien mit Fragile-X-Syndrom gefunden. Umfangreiche Untersuchungen der schwarzen Bevölkerung Nordamerikas führten ebenfalls zum Nachweis des Fragile-X-Syndroms. In der nordafrikanischen Bevölkerung, unter südafrikanischen Zulu, in Südamerika, Mexiko, Brasilien und Chile, aber auch in der indischen Bevölkerung, in Pakistan, Japan und Hawaii wurde das Fragile-X-Syndrom diagnostiziert (Kaiser-McKaw et al., 1980; Sanfillipo et al., 1986; Mavrou et al., 1987; Howard-Peebles & Stoddard, 1979; Stevenson & Prouty, 1988; Mattei et al., 1981; Venter et al., 1981; Vianna-Morgante et al., 1982; Lacassie et al., 1982; Soysa et al., 1982; Gardner et al., 1983; Bundey et al., 1985; Arinami et al., 1986; Rhoads et al., 1984).

Tab. 10: Die Häufigkeit des Fragile-X-Syndroms in Kollektiven geistig Behinderter in Institutionen variiert nach zytogenischer Studien zwischen 1,6 bis 7,9 %.

Autoren	Land	Patientenzahl	FraX (%) männlich
Froster-Iskenius et al., 1983	Deutschland	242	6,2%
Kähkönen et al., 1983	Finnland	150	4,1%
Jacobs et al., 1983	Hawaii	274	1,8%
Arinami et al., 1986	Japan	243	5,3%
Paika et al., 1984	USA	144	4,1%
Sutherland, 1985	Australien	444	1,6%
English, 1986	England	365	7,9%
Gruppo Siciliano 1987	Italien	155	7,7%

Häufigkeitsverschiebungen in verschiedenen Bevölkerungsgruppen (Ethnien), so z.B. in Finnland oder dem tunesischen Anteil der Bevölkerung in Israel, deuten auf einen Founder-Effekt einer Prämutationsform hin, der über mehrere 100 Generationen weitergegeben wurde (Oudet et al., 1993; Dar et al., 1995). Die berechneten Häufigkeiten sind für verschiedene zytogenetisch untersuchte Gruppen in einer Tabelle zusammengefaßt (Tab. 11).

Beim Fragile-X-Syndrom ermöglichte die Aufklärung der zugrunde liegenden Veränderung der Erbinformation (Nachweis einer Verlängerung des Trinukleotid-Repeats CGG) eine direkte molekulargenetische Diagnostik. Damit konnten Untersuchungen zur Häufigkeit des Krankheitsbildes Fragile-X-Syndrom Anfang der 90er Jahre auf eine neue, sicherere Grundlage gestellt werden.

Doch auch bei Anwendung des Nachweises der Veränderung der Erbinformation mit molekulargenetischen Methoden traten technische Schwierigkeiten auf. Diese betrafen insbesondere die Abschätzung der Prämutationshäufigkeit.

Zwischen den zytogenetisch als positiv gewerteten Befunden und den molekulargenetisch bestätigten Befunden gab es in einigen Fällen eine fehlende Übereinstimmung der Ergebnisse: Besonders bei Patienten mit niedriger Ausprägung des zytogenetischen Fragile sites konnte gelegentlich die typische Mutation mit molekulargenetischen Techniken nicht nachgewiesen werden (MacPherson, 1994). Dies erklärte man dadurch , daß in der Region Xq27/28 auch andere brüchige Stellen (z.B. FRAXE) bestehen, die im Mikroskop vom klassischen fragilen X-Chromosoms (FRAXA) oft nicht zu unterscheiden sind. Die Veränderung der Erbinformation ist in diesen Fällen jedoch nicht identisch mit der Mutation beim klassischen Fragile-X-Syndrom (FRAXA).

Die Schätzungen der Häufigkeit des Fragile-X-Syndroms (Prävalenz) hatten sich zunächst vorwiegend am klinischen Bild und an den nachgewiesenen zytogenetischen Auffälligkeiten orientiert. Diese Untersuchungen wurden dargestellt. Im folgenden werden die auf molekulargenetischen Befunden beruhenden Studien zusammengefaßt.

Tab. 11: Häufigkeit in zytogenetisch untersuchten Bevölkerungsgruppen.

Häufigkeit und Spezifizierung der Gruppe	Autoren
0,5–1,6 auf 1000 Männer	Webb, 1989
10% in Heimen für geistig Behinderte	Froster-Iskenius et al., 1983
40% der Familien mit zwei oder mehr geistig behinderten Knaben	Fishburn et al., 1983

Molekulargenetische Untersuchungen zur Häufigkeit des Fragile-X-Syndroms

Die Möglichkeit des molekulargenetischen Nachweises der Mutation stellte die Häufigkeitsabschätzungen und die Berechnungen zur Erkrankungshäufigkeit des Fragile-X-Syndroms auf eine neue Grundlage.

Die Arbeitsgruppen von Gillian Turner und Tessa Webb revidierten ihre Prävalenzzahlen nachdem sie herausgefunden hatten, daß fast 50% ihrer zuvor zytogenetisch als Fragile-X-positiv diagnostizierten Patienten für den molekulargenetischen Nachweis der FMR1-Gen-Mutation negative Ergebnisse aufwiesen (Brown, 1996). Zytogenetisch positive Befunde von 2 bis 3% Fragile sites am langen Arm des X-Chromosoms kommen außer beim klassischen Fragile-X-Syndrom (FRAXA) auch bei anderen Fragile-site-positiven Krankheitsbildern mit geistiger Behinderung, z.B. FRAXE oder FRAXF, vor oder deuten auf unspezifische Fragile sites in der Region Xq27/28 hin (Sutherland & Baker, 1992). Andererseits wurde aber auch Fragile-site-negative, molekulargenetisch jedoch positive Patienten mit Fragile-X-Syndrom gefunden (Hirst et al., 1995).

Eine Untersuchung an 10624 Frauen mittels molekulargenetischer Analyse ergab in Kanada eine Prävalenz der Prämutation von 1 zu 259 (Rousseau et al., 1995). Man berechnete daraus die Häufigkeit für das Syndrom. Berücksichtigt man einen Founder-Effekt bei dieser Studie, liegt die tatsächliche Häufigkeit der Mutation bei etwa einem von 2000 Männern (Tab. 12).

Eine Untersuchung an *Guthrie-Karten* von 1000 neugeborenen Knaben und Mädchen in der kanadischen Bevölkerung ergab eine Häufigkeit von 0,13% Knaben mit Allelgrößen über 60 Trinukleotid-Repeats, d.h. mit einer Prä- oder Vollmutation. Die DNA-Extraktion aus diesen Karten ist jedoch so aufwendig, daß die Autoren diese Form der Screening-Untersuchung nicht empfehlen (Dawson et al., 1995). Eine Untersuchung auf Verlängerung der CGG-Repeats in Zellen von Abstrichen der Wangenschleimhaut unter 439 Schülerinnen und Schülern einer Lernbehindertenschule ergab bei 5 (1,1%) eine Fragile-X-Mutation (Hagerman et al., 1994).

Guthrie-Karten sind auf Filterpapier aufgefangene Blutstropfen, die bei allen Neugeborenen angefertigt werden, um eine Untersuchung auf die Stoffwechselerkrankung Phenylketonurie durchzuführen. Aus solchen eingetrockneten Blutstropfen kann man mit speziellen molekulargenetischen Methoden DNA gewinnen und weiteruntersuchen. Guthrie ist der Name des Forschers, der sich um die Aufklärung der Phenylketonurie (eine Stoffwechselstörung, die unbehandelt zu schwerer geistiger Behinderung führt) besonders verdient gemacht hat.

Tab. 12: Häufigkeit basierend auf dem molekulargenetischen Nachweis der Mutation.

Autoren	Häufigkeit	Bemerkungen
Webb et al., Turner et al.,	0,25–0,30 unter 1000 Männern (1 Fall auf 4000 bis 3300)	Berechnung aufgrund molekulargenetischem Mutationsnachweis
Rousseau et al., 1995	0,66–0,4 unter 1000 Männern (1 Fall unter 1500 bis 2500)	Berechnet durch molekulargenetische Untersuchungen an 10 624 Frauen. Die Häufigkeit der Prämutation lag bei 1 zu 259.
Slaney et al., 1995	2,6 % mit Fragile-X-Syndrom	Von 154 molekulargenetisch untersuchten Kindern mit einer Lernbehinderung hatten 4 eine Verlängerung des CGG-Repeats.
Jacobs et al., 1993	0,11 unter 1000 Knaben und Mädchen (1 zu 9000 Kindern)	Von 254 molekulargenetisch untersuchten Kindern einer Schule für Lernbehinderte war bei 4 Kindern eine Vollmutation nachgewiesen.
Hagermann et al., 1994	1,1 % (5/439)	Molekulargenetischer Nachweis aus Zellen die durch einen Abstrich von der Wangenschleimhaut von 439 Schülerinnen und Schülern einer Lernbehindertenschule gewonnen wurden.
Dawson et al., 1995	1 unter 1000 (0,13 %) Knaben und Mädchen	Nachweis nach DNA-Extraktion aus Guthrie-Karten bei 1000 unausgelesenen neugeborenen Knaben und Mädchen.

Insgesamt konnten die bisher durchgeführten molekulargenetischen Studien die hohe Prävalenzrate für das Fragile-X-Syndrom, wie sie die zytogenetischen Untersuchungen ergaben, nicht bestätigen. Dies zeigt, daß eine Diskrepanz zwischen der zytogenetischen Diagnose „Fragile-X-Syndrom" und der molekulargenetischen Diagnostik bestehen kann. Das liegt daran, daß der zytogenetische Nachweis der Erkrankung die Möglichkeit der Verwechslung mit anderen Fragile sites an eng benachbarten Stellen des X-Chromosoms in sich birgt (FRAXE, FRAXF). Es gibt noch andere mögliche Erklärungen, z. B. andere Mutationen des betroffenen Gens, die sich mit den als Screening-Methoden angewandten Techniken nicht nachweisen lassen (Punktmutationen, Deletionen). Diese sind jedoch im Vergleich zur üblichen Form der Mutation, der Verlängerung des CGG-Repeats, sehr selten.

Die meisten molekulargenetischen Untersuchungen wurden an umschriebenen Gruppen lernbehinderter Kinder durchgeführt. Das Auslesekriterium entspricht somit nicht dem der zytogenetischen Untersuchungen. Auch dies könnte für die unterschiedlichen Ergebnisse, die sich bei zytogenetischen und molekulargenetischen Untersuchungen finden, von Bedeutung sein.

FRAXA und FRAXE

Eng benachbarte Fragile sites am langen Arm des X-Chromosoms sind zytogenetisch oft sehr schwer vom klassischen fragilen X-Chromosom zu unterscheiden. Molekulargenetisch sind sie jedoch abgrenzbar.

Zu diesen unspezifischen Fragile sites ist das bei Xq28 lokalisierte FRAXE zu zählen, das etwa 600 kb unterhalb (distal) des FMR1-Gens liegt. Mit diesem Fragile Site ist ein Krankheitsbild verbunden, das ebenfalls mit geistiger Behinderung und vor allem Lern-

störungen und Verhaltensauffälligkeiten einhergeht. Die molekulare Grundlage beruht, ähnlich wie beim klassischen Fragile-X-Syndrom, auf einer Verlängerung eines CGG-Repeats und ist aufgeklärt (Knight et al., 1993). Zytogenetisch sind beide Krankheitsbilder kaum zu unterscheiden, da die lichtmikroskopische Auflösung vor allem bei mäßiger Chromosomenpräparation eine Differenzierung oft nicht zuläßt. Molekulargenetische Untersuchungen zur relativen Häufigkeit der FRAXE-Mutation zeigten, daß es etwa 4 % der FRAXA Häufigkeit beträgt. Legt man für das Fragile-X-Syndrom, FRAXA, eine Häufigkeit von 1 zu 2000 Männer zugrunde, so wäre sie für das andere Krankheitsbild, FRAXE, bei 1 zu 50 000 anzusetzen (Brown, 1996).

Fragile-X-Screening

Die Frage, ob ein generelles Screening für das Fragile-X-Syndrom durchgeführt werden soll, wird ausgiebig und kontrovers diskutiert. Ein wesentlicher Punkt ist die Frage, ob der dadurch ausgelöste Bedarf an humangenetischer Beratung gesichert werden kann. Nach den Empfehlungen der Deutschen Gesellschaft für Humangenetik sollte kein genetischer Test ohne gesicherte genetische Beratung durchgeführt werden. Ein generelles Bevölkerungs-Screening wird daher derzeit von dieser Gesellschaft abgelehnt, da die Rahmenbedingungen (Aufklärung der Öffentlichkeit, Sicherstellung der erforderlichen qualifizierten Beratung und wissenschaftliche Projekte, auf deren Grundlage weitere Entscheidungen getroffen werden können) nicht gegeben sind (Wolff et al., 1996). Andererseits könnte eine systematische Durchuntersuchung in Risikopopulationen, also z. B. unter Kindern mit Verhaltensstörungen, sinnvoll erscheinen. Vielfach durchleben die Eltern solcher Kinder eine lange und qualvolle Zeit mit Selbstvorwürfen oder Vorwürfen anderer über ihren Erziehungsstil, ihr Versagen als Eltern, bis die Diagnose einer angeborenen bzw. ererbten Störung gestellt wird (s. Elternberichte). Diese oft traumatisierenden Erfahrungen könnten mit einem Screening in Risikokollektiven vermieden werden (Craft, 1995). Ebenfalls wäre es in Erwägung zu ziehen, schwangeren Frauen im Rahmen der vorgeburtlichen Untersuchungs- möglichkeiten anzubieten, aus ihrem Blut eine Untersuchung auf eine Prämutation durch- führen zu lassen, also abklären zu lassen, ob sie Anlageträgerinnen für das Fragile-X-Syndrom sind (Ryynännen et al., 1995). Eine ausführli- che genetische Beratung wäre allerdings not- wendig, da eine positive Diagnose erhebliche familienberaterische Konsequenzen hat.

8

Neurologische Befunde beim Fragile-X-Syndrom

Peter Vieregge

Bevor der Neurologe seine Befunde bei einem Betroffenen mit Fragile-X-Syndrom erhebt, hat er sich zu vergegenwärtigen, daß das Fragile-X-Syndrom mit einer breiten Palette von Organstörungen außerhalb des Nervensystems einhergehen kann. Manche der gefundenen neurologischen Befunde müssen daher nicht von vornherein und ohne weiteres eine autochthone Funktionsstörung des zentralen oder peripheren Nervensystems bei diesem Syndrom anzeigen. So kann schon das charakteristische äußere Erscheinungsbild der vom Fragile-X-Syndrom Betroffenen für den Neurologen Auffälligkeiten bieten, die gegen andere ihm bekannte Erkrankungen oder Störungen abzugrenzen sind (Vieregge & Froster-Iskenius, 1989). Hierzu zählt die Gingivahyperplasie (Verdickung des Zahnfleischs; Shellhart et al., 1986), die am häufigsten als Folge langfristiger Einnahme verschiedener Antikonvulsiva-Präparate (Antikrampfmittel, z. B. Phenytoin) bekannt ist, beim Fragile-X-Syndrom aber unabhängig von solch einer Einnahme beobachtet wird (Vieregge & Froster-Iskenius, 1989).

Muskel-Skelett-System

Andere Auffälligkeiten sind Folge des abnormen Aufbaus im Skelett und Bindegewebe: So

können im Einzelfall eine Ptose oder ein Strabismus beobachtet werden, für die sich keine anderen Erklärungen bieten. Man wird sie dann als analog zu den Phänomenen bei Bindegewebsstörungen des Ehlers-Danlos- oder des Marfan-Syndroms einordnen (Hagerman et al., 1984). Herausragendes Symptom der klinischen Untersuchung sind unter den Bindegewebsveränderungen der Fragile-X-Syndrom-Betroffenen die allgemeine Muskelhypotonie und die Überstreckbarkeit der Gelenke. Die Muskelhypotonie ergreift auch den Masseter-Muskel und trägt so zu dem charakteristischen Erscheinungsbild bei, das sich auf den Photographien vieler Beschreiber findet: Der Mund der Betroffenen steht – wegen eines herabhängenden Unterkiefers – offen (Carpenter et al., 1982; Jacobs et al., 1983; Larbrisseau et al; 1982; Richards et al., 1981; Turner et al., 1980; vgl. Abb. 12). Eine Muskelerkrankung per se findet sich beim Fragile-X-Syndrom aber nicht.

Die Muskelhypotonie ist vor allem verantwortlich für die beeinträchtigte feinmotorische Koordination vieler Betroffener und für ihren oft etwas breitbasigen, schlaksig wirkenden Gang mit gelegentlichem Schlurfen der Füße. Dagegen fehlen andere Zeichen einer Kleinhirnfunktionsstörung, bei welcher der Neurologe üblicherweise die Muskelhypotonie findet. Eine solche Funktionsstörung des Kleinhirns beim Fragile-X-Syndrom wird durch volumetrische Untersuchungen nahegelegt, die eine Unterentwicklung im Bereich hinterer Wurmanteile fanden (Reiss et al., 1991).

Viel häufiger sind bei Fragile-X-Syndrom-Betroffenen umschriebene neurologische Auffälligkeiten, die auf intrauterine Störungen oder auf peri- bzw. postnatale Komplikationen zurückgeführt werden können. Hierzu zählen – durch andere Befunde nicht erklärte – Halbseitenzeichen (Reflexbetonungen, latente oder manifeste Paresen; Brondum-Nielsen, 1983; Finelli et al., 1985; Gardner et al., 1983; Wisniewski et al., 1985). Untersucht man einen erwachsenen Fragile-X-Syndrom-Betroffenen, so kann im Einzelfall die klinische Einordnung solcher neurologischen Befunde schwierig sein, die nicht unmittelbar mit dem Fragile-X-Syndrom assoziiert sind. Dies gilt, wenn eine detaillierte Schwangerschafts- und Geburtsanamnese nicht verfügbar ist, insbesondere für nicht erklärte Pyramidenbahnzeichen (Brondum-Nielsen, 1983; Finelli et al., 1985; Jennings et al., 1980; Lubs, 1969; Wisniewski et al., 1991) oder sog. „minor motor signs", die man bei 60% (Vieregge & Froster-Iskenius, 1989) bis 98% (Wiesniewski et al., 1985) der Betroffenen findet. Damit sind gestörtes Hüpfen auf einem Bein, gestörte Fingerfeinmotorik und Mitbewegungen der Finger der gegenseitigen Hand, wenn die Finger der anderen zu Gesten geformt werden, gemeint.

Zentralnervensystem

Auch Zeichen einer Phakomatose (einer angeborenen Fehlentwicklung von Anteilen des Neuralrohres in verschiedenen Keimblättern; Bowen et al., 1978; Harvey et al., 1977; Williams et al., 1986) können beim Fragile-X-Syndrom beobachtet werden: sakrale Hypertrichosis, Wirbelkörper- oder Wirbelbogendefekte. Ein systematischer Zusammenhang

solcher Störungen zum Fragile-X-Syndrom ist nach derzeitigem Kenntnisstand eher unwahrscheinlich. In der wissenschaftlichen Literatur finden sich zudem zahlreiche Berichte über einzelne Betroffene mit Fragile-X-Syndrom mit singulären neurologischen Erkrankungen (Blepharospasmus: 2; amyotrophe Lateralsklerose: 4; distale Atrophie der Beine: 6; zerebraler Tumor: 7; spinaler Tumor: 24; kongenitaler Nystagmus und Dysostose der Knochenmetaphysen: 31). Auch hier bleibt die Bedeutung des Fragile-X-Syndroms für diese Assoziationen gleichfalls meist offen.

Epileptische Anfälle finden sich im Mittel bei 14 bis 23 % der Fragile-X-Syndrom-Betroffenen (Guerrini et al., 1993; Vieregge & Froster-Iskenius, 1989; Wisniewski et al., 1991). Ob solche Anfälle systematisch zum klinischen Bild eines Fragile-X-Syndroms gehören, ist eher strittig, wird von den meisten Autoren aber heute verneint (Guerrini et al., 1993; Vieregge & Froster-Iskenius, 1989; Wisniewski et al., 1991). In den frühen Berichten sind Fragile-X-Syndrom-Kinder mit Epilepsie wahrscheinlich deshalb häufiger berichtet worden, weil sie eher die Aufmerksamkeit der betreuenden Ärzte und Wissenschaftler gefunden haben. Viele Betroffene hatten zudem nur einen Anfall während ihres Lebens, oder es handelte sich um sog. Gelegenheitsanfälle im Erwachsenenalter (Harvey et al., 1977). Eine Epilepsie im Sinne der klinischen Definition liegt bei diesen Betroffenen also gar nicht vor. Auch wird in manchen Berichten nicht klar, um welchen Anfallstyp es sich handelte, so daß eine Differenzierung von sog. altersgebundenen epileptischen Anfällen des Kindes- und Jugendalters (Harvey et al., 1977; Larbrisseau et al., 1982) nicht immer gelingt (Guerrini et al., 1993). Ausnahmsweise findet sich – unabhängig vom Fragile-X-Syndrom – auch eine familiäre Belastung für epileptische Anfälle (Escalante et al., 1971; Hagerman et al., 1984; Jacobs et al., 1983; Martin et al., 1980; Vieregge & Froster-Iseknius, 1989). Interessanterweise bieten Mütter der Fragile-X-Syndrom-Betroffenen (also die obligaten Anlageträgerinnen der genetischen Störung) nur ausnahmsweise epileptische Anfälle (Gardener et al., 1983; Vieregge & Froster-Iskenius, 1989) oder ein abnormes Elektroenzephalogramm (EEG; Bowen et al., 1978; Vieregge & Froster-Iskenius, 1989).

Im Schlaf-EEG etlicher Fragile-X-Syndrom-Betroffener wurden sog. „zentrotemporale Spikes" als Hinweis auf das Bestehen einer sog. Rolando'schen Epilepsie (benigne Epilepsie des Kindesalters mit zentrotemporalen Spikes) gesehen (Musumeci et al., 1988 a, 1988 b; Musumeci et al., 1991; Sanfilippo et al., 1986). Dieser Epilepsietyp ist seinerseits vererbbar; neuere genetische Untersuchungen konnten aber keinen Zusammenhang zwischen dem Erbgang für die Rolando'sche Epilepsie und dem Genlokus des Fragile-X-Syndroms finden. Dies ist ein Argument gegen die mögliche „Spezifität" (Musumeci et al., 1988 a, 1988b; Sanfilippo et al., 1986) dieses EEG-Musters beim Fragile-X-Syndrom.

Die EEGs von Fragile-X-Syndrom-Betroffenen bieten überwiegend – sowohl im Kindes- als auch im Erwachsenenalter – eine Verlangsamung des Grundrhythmus (Musumeci et al., 1991; Vieregge & Froster-Iskenius, 1989; Wisniewski et al., 1991). Dies wird als mangelhafte Ausreifung kortikaler Funktionen gedeutet. Deren morphologisches Korrelat könnte die abnorme Ausprägung von Dendriten sein, wie sie pathologisch-anatomisch im Iso- und im Allokortex eines gestorbenen Fragile-

X-Syndrom-Betroffenen gefunden worden waren (Rudelli et al., 1985).

Eine gestörte Hirnreifung, möglicherweise durch Vermehrung nichtneuronaler Anteile des Gehirngewebes, wird auch als Ursache für Befunde angenommen, nach denen der Hippokampus beim Fragile-X-Syndrom im Volumen vermehrt ist, während der obere Temporallappen eher eine Volumenminderung zeigt (Reiss et al., 1991). Computertomographisch bietet das Gehirn der Fragile-X-Syndrom-Betroffenen entsprechend eine Erweiterung der Ventrikel und eine geringe kortikale Atrophie (Finelli et al., 1985; Musumeci et al., 1991; Vieregge & Froster-Iskenius, 1989; Wisniewski et al., 1985; Wisniewski et al., 1991), während umschriebene dysgenetische Störungen, wie z. B. eine Porenzephalie (Vieregge & Froster-Iskenius, 1989), wiederum am ehesten im Zusammenhang mit intrauterin oder peripartal erworbenen Störungen zu sehen sind.

Insgesamt bleibt derzeit spekulativ, inwieweit die kognitiven, psychopathologischen und das Verhalten betreffende Auffälligkeiten der Fragile-X-Syndrom-Betroffenen mit den erwähnten radiologischen Befunden interpretierbar sind. Auf die kognitiven Störungen bei Fragile-X-Syndrom-Betroffenen, die nach heutiger Meinung auch für ihre charakteristischen Sprachprobleme verantwortlich sind (Brondum-Nielsen, 1983; Jacobs et al., 1980; Veenema et al., 1987), sowie auf psychiatrische Gesichtspunkte (z. B. autistische Züge in der Psychopathologie der Betroffenen) wird in Kapitel 9 eingegangen.

9

Psychiatrische und neuropsychologische Charakteristika bei Anlageträgern des Fragile-X-Syndroms

Peter Franke & Wolfgang Maier

Die Beschreibung des Phänotyps beim Fragile-X-Syndrom läßt sich grob in drei Bereiche gliedern: 1) physische, 2) psychopathologische und 3) kognitive Eigenschaften. Interessant ist die Tatsache, daß offenbar ein Kontinuum der kognitiven Leistungsfähigkeit existiert, welches von einem Vollbild geistiger Retardierung über verschiedene Grade reduzierter intellektueller Fähigkeiten bis hin zu umschriebenen und relativ diskreten neuropsychologischen Defiziten (bei normaler Intelligenz) reicht. Hier wird die Frage, ob eine Relation zu unterschiedlichen Genotypen besteht mit Hilfe der Molekulargenetik zum Gegenstand der Forschung.

Psychopathologische Befunde bei Erkrankten

In Bezug auf die Intelligenz stellte eine aktuelle Studie (Maes et al., 1994) fest, daß die geistige Retardierung bei den betroffenen Personen in 16% leicht, in 27% mittel, in 31% schwer und in 21% als schwerstgradig zu bezeichnen ist.

Auf psychopathologischer Ebene finden sich autistische Verhaltensweisen, weshalb man zunächst vermutete, daß zwischen dem Fra-gile-X-Syndrom und Autismus eine signifikante Assoziation bestünde. In einer Übersichtsarbeit (Smalley et al., 1988) schwankte der Anteil von Personen mit Fragile-X-Syndrom unter Autisten zwischen 0 und 16%. Diese diskrepanten Befunde scheinen teilweise durch fehlenden Gebrauch der Diagnosekriterien für Autismus (z. B. nach den Kriterien des „Diagnosic and statistical manual of mental disorders, 3rd revised ed., DSM-III-R" oder der „International classification of diseases, ICD"), fehlende standardisierte Diagnoseinstrumente (z. B. spezielle Autismus-Inventare oder einen Beobachtungs-Bias durch überzufällig häufige Publikationen bei Personen, die beide Erkrankungen erfüllen) bedingt zu sein. Nach Erkenntnissen aus Meta-Analysen liegt das „attributierbare Risiko" für einen Patienten mit Fragile-X-Syndrom gleichzeitig an Autismus erkrankt zu sein bei 0% (Fisch, 1992). Ferner konnte in mehrfach belasteten Autismus Familien (> 2 Erkrankte) keine Amplifikation am FMR1-Genort festgestellt werden und darüber hinaus eine Kopplung zum FMR1-Gen ausgeschlossen werden (Hallmayer et al., 1994). Somit ist die Hypothese einer Assoziation zwischen Fragile-X-Syndrom und Autismus obsolet, obgleich die vom Fragile-X-Syndrom betroffenen Personen einige autistische Eigenschaften aufweisen (z. B. mangelnder Blickkontakt, stereotype Körperbewegungen, Veränderungsangst; s. a. Kap. 10). Zusätzlich kennzeichnet die vom Fragile-X-Syndrom betroffenen Individuen Hyperaktivität, Übererregbarkeit (speziell in Streßsituationen) und leichte Ablenkbarkeit mit extrem verkürzter Aufmerksamkeitsspanne. Diesbezüglich sollte im Einzelfall der Einsatz von Psychopharamaka (z. B. Methylphenidat) diskutiert werden, da einige Studien gezeigt haben, daß hyperaktive Kinder ein ausgeglicheneres Verhalten unter Amphetaminen aufweisen.

Ungeklärt ist weiterhin, ob bei den phänotypisch gesunden (d. h. nicht geistig behinderten) Fragile-X-Anlageträgern („normal transmitting males") psychiatrische Störungen vorliegen. Die bisher vorliegenden Studien lassen aufgrund mangelnder Fallzahlen noch keine abschließende Beurteilung zu. Eine erst kürzlich durchgeführte retrospektive Studie (Dorn et al., 1994) konnte in der Gruppe von normalen männlichen Anlageträgern eine Häufung von Alkoholmißbrauch und antisozialer Persönlichkeitsstörung feststellen. Ob dies ein konsistenter Befund ist, sollte anhand weiterer Studien geprüft werden.

Neuropsychologische Befunde bei Erkrankten

Aufgrund des psychopathologischen Verhaltens und der dadurch bedingten Aufmerksamkeitsstörungen ist die Untersuchung eines neuropsychologischen Profiles der vom Vollbild betroffenen Personen nur eingeschränkt möglich. Häufig können nur leichtgradig behinderte Fragile-X-Anlageträger mit einem kompletten standardisierten IQ-Meßinstrument und/oder einer neuropsychologischen Batterie untersucht werden. Studien, die mit schwerer betroffenen Patienten arbeiteten, beschränken sich oft auf einzelne ausgewählte Tests (z. B. je einen für

den verbalen und Handlungsbereich). Von einem konkreten neuropsychologischen Profil bei betroffenen Anlageträgern kann man deshalb in den wenigsten Fällen der bisher publizierten Studien ausgehen. Aufgrund dieser Einschränkungen ist auch die Vergleichbarkeit zwischen den einzelnen Studien schwierig, zumal auch unterschiedliche Testverfahren verwendet werden. Die konsistentesten Befunde über die bisher vorliegenden Studien bei betroffenen Fragile-X-Individuen deuten auf Defizite im Kurzzeitgedächtnis mit auditiv dargebotenem sequentiellem Material (z. B. verkürzte Spanne im Subtest „Zahlennachsprechen" des Hamburg-Wechsler-Intelligenztests HAWIE) sowie der verbalen Abstraktionsfähigkeit (z. B. Subtests „Gemeinsamkeitenfinden" und „Bilder ordnen" des HAWIE) im Vergleich mit einer Kontrollgruppe geistig behinderter Personen (z. B. Dykens et al., 1988) hin. Das Kurzzeitgedächtnis scheint jedoch nicht generell beeinträchtigt zu sein: Im Vergleich zu parallelisierten, ebenfalls geistig behinderten Kontrollen waren Kinder mit Fragile-X-Syndrom lediglich in der Reproduktion „sinnloser" Information (z. B. Zahlennachsprechen) schlechter; Kinder mit Fragile-X-Syndrom erzielten jedoch erheblich bessere Leistungen als jene Kontrollgruppe bezüglich des Kurzzeitgedächtnisses konkreter Informationsinhalte oder Objekte. Darüber hinaus wurden bei Kindern mit Fragile-X-Syndrom mehr Schwierigkeiten bei der Entwicklung von Problemlösestrategien im Vergleich zur o. g. Kontrollgruppe berichtet (Maes et al., 1994). Letzterer Befund wäre neuroanatomisch mit dem Frontalhirn in Zusammenhang zu bringen. Nicht untersucht ist in diesem Zusammenhang, inwiefern die Wiederholungsfrequenz des CGG-Trinukleotid-Repeats auf dem X-Chromosom mit dem Volumen des präfrontalen Kortex oder einzelner temporolimbischer Strukturen korreliert.

Im Hinblick auf neuroanatomische Korrelate der kognitiven Defizite, die bei Erkrankten mit Fragile-X-Syndrom beobachtet werden können, sind deshalb neuroradiologische Untersuchungen von großem Interesse. In einer ersten kernspintomographischen Untersuchung des Temporallappens bei 15 Probanden mit einem Fragile-X-Syndrom fand sich eine signifikante Vergrößerung des Hippokampusvolumens und eine altersabhängige Volumenverminderung des Gyrus temporalis superior (Reiss et al., 1994). Solche Untersuchungen wurden bisher nicht bei einer ausreichend großen Stichprobe im Vergleich zu einer gut charakterisierten psychiatrischen Kontrollgruppe und psychiatrisch unauffälligen Kontrollen durchgeführt.

Psychopathologische Befunde bei Anlageträgerinnen

Bei obligaten Anlageträgerinnen des Fragile-X-Syndroms kann entweder eine Vollmutation oder eine Prämutation des FMR1-Gens vorliegen. Die in der Literatur berichteten Normabweichungen in psychologischen Funktionen und das vermehrte Auftreten bestimmter Psychosyndrome bei obligaten Anlageträgerinnen im Hinblick auf den Mutationsstatus sind daher von besonderem Interesse. Das Studium des Zusammenhangs zwischen den molekulargenetischen Besonderheiten des Fragile-X-Syndroms und der Psychopathologie kann daher Modellfunktion für eine ätiologische Variante psychischer Störungen haben.

In früheren Publikationen wurden die Anlageträgerinnen in psychischer Hinsicht lediglich als „schüchtern", „leicht ablenkbar" oder „psychisch labil" beschrieben; die systematische psychopathologische Charakterisierung (z.B. nach DSM-III-R-Kriterien) der Gruppe der Anlageträgerinnen in Bezug auf den jeweiligen Genotyp findet erst seit einigen Jahren statt. Die Studie von Reiss et al. (1988) entdeckte bei 35 obligaten Anlageträgerinnen (alle mit mehr als 3% zytogenetisch nachweis-

barer Fragilität) eine achtfach höhere Häufigkeit von schizotypen Eigenschaften nach den „Research diagnostic criteria, RDC" (z.B. verschrobene oder eigentümliche Sprache, inadäquater Affekt, seltsame Glaubensinhalte; Spritzer et al., 1978) im Vergleich zu einem Kontrollkollektiv (Mütter entwicklungsgestörter Kinder). Allerdings fanden sich in dieser Studie keine Unterschiede zwischen beiden Vergleichsgruppen hinsichtlich der Eigenschaften „Mißtrauen" oder „verflachter Affekt". Weder in der Gruppe der obligaten Anlageträgerinnen noch im Kontrollkollektiv kamen schwere psychotische Symptome, wie sie im Rahmen einer Schizophrenie gefunden werden, vor. Die obligaten Fragile-X-Anlageträgerinnen litten jedoch häufiger an intermittierenden depressiven Störungen und chronischen affektiven Störungen als die Kontrollgruppe, wobei auch das Alter zu Erkrankungsbeginn für die jeweilige Störung in der Gruppe der obligaten Anlageträgerinnen früher als in der Kontrollgruppe lag.

Freund et al. (1992) unterteilte 40 weibliche Anlageträgerinnen des Fragile-X-Syndroms nach deren zytogenetischer Expression. Psychopathologische Auffälligkeiten wie eigenartige Sprache, Mannerismen, Denkstörungen (wie ungewöhnliche Denkinhalte und Zerfahrenheit), soziale Isolation und Beziehungsideen waren häufiger in der Gruppe der Anlageträgerinnen mit positiver Fragilität zu finden. Allerdings erfüllte nur eine dieser Frauen die Kriterien einer Schizophrenie nach RDC-Kriterien.

Nicht alle weiblichen Anlageträgerinnen zeigen psychopathologische Auffälligkeiten. Es wird vermutet, daß die psychische Beeinträchtigung mit dem Anteil der zytogenetischen Expression in Zusammenhang steht. In einer Nachuntersuchung einer 1988 publizierten Stichprobe unterteilten Reiss et al. (1989) Fragile-X-Anlageträgerinnen nach dem jeweiligen Vererbungsmuster des Gens aus der Elterngeneration. Es zeigte sich dabei, daß

Anlageträgerinnen mit positiver Fragilität, deren Mutation am Fragile X Genort von der Mutter stammte, mehr psychopathologische Merkmale des schizophrenen Spektrums und häufigere psychosoziale Beeinträchtigungen bereits zu Beginn der Adoleszenz aufwiesen als a) Anlageträgerinnen, die die Mutation vom Vater erbten b) als Anlageträgerinnen mit negativer Fragilität, die die Mutation von der Mutter erbten und c) eine Kontrollgruppe von Müttern geistig behinderter Kinder. In einer Stichprobe von 33 zytogenetisch negativen obligaten Fragile-X-Anlageträgerinnen konnte kein Unterschied zu einer Kontrollgruppe von Müttern entwicklungsgestörter Kinder hinsichtlich kognitiver Leistungsfähigkeit, neuropsychologischem Profil, psychiatrischen Diagnosen und Persönlichkeitseigenschaften gefunden werden (Reiss et al., 1993). Beide Vergleichsgruppen von Müttern wiesen in der Untersuchung eine etwa gleich hohe Frequenz an affektiven Störungen auf (44 % bzw. 47 %). Die Autoren führen diesen Befund auf psychosoziale Streßfaktoren in Zusammenhang mit der Erziehung eines entwicklungsgestörten Kindes zurück. In der aktuellsten Untersuchung zum Thema Schizotypie bei Anlageträgerinnen des Fragile-X-Syndroms wurde ein Kontinuum bezüglich der Ausprägung schizotyper Eigenschaften bei Fragile-X-Anlageträgerinnen postuliert (Sobesky et al., 1994). Die Prämutation des FMR1- Gens bei Frauen korreliert mit sozialer Ängstlichkeit und affektiver Labilität. Dagegen wurde bei Frauen mit der Vollmutation mangelnder Blickkontakt, eingeschränkter Affekt und seltsames Verhalten beobachtet. Darüber hinaus zeigte sich, daß die DSM-III-R-Kriterien einer schizotypen Persönlichkeitsstörung lediglich in der Gruppe von Frauen, die das Gen von ihrer Mutter erbten auftraten, während keine der Frauen mit einem väterlichen Vererbungsmodus die Kriterien einer schizotypen Persönlichkeitsstörung erfüllte. Nach diesen Daten trafen bei nur 13 % der Anlageträgerinnen des Fragile-X-Syndroms die DSM-III-R-Kriterien einer schizotypen Persönlichkeitsstörung zu. Die Autoren bestätigen demnach die in der Literatur beschriebene schizotype Persönlichkeitsstörung bei Anlageträgerinnen des Fragile-X-Syndroms, schließen jedoch daraus, daß diese weniger häufg ist, als bisher angenommen (vgl. Reiss et al., 1988: 31,4 %; Freund et al., 1992: 35 %) wurde. Daten der Studie von Thompson et al. (1994) deuten ebenfalls daraufhin, daß die Häufgkeit schizotyper Persönlichkeitsstörungen bei Fragile-X-Anlageträgerinnen weitaus niedriger liegt als bisher angenommen (13 %). Allerdings erfüllten die Probandinnen von Thompson et al. (1994) in 71 % die DSM-III-R-Kriterien einer Major Depression. Interessanterweise wurde die Diagnose „Major Depression" bei 75 % der Fragile-X-Anlageträgerinnen mit einer Prämutation gefunden, während Fragile-X-Anlageträgerinnen der Vollmutation nur in 60 % diese Diagnose erfüllten.

Neuropsychologische Befunde bei Anlageträgerinnen

Hinsichtlich der kognitiven Eigenschaften zeigte die Studie von Steyaert et al. (1992) bei 11 Anlageträgerinnen mit einem Intelligenzquotienten größer als 85 und mütterlicher Vererbung des Gens bessere Leistungen im Handlungs- als im Verbalbereich des Hamburg-Wechsler-Intelligenztest HAWIE-R (bzw. Wechsler Adult Intelligence Scale, revised, WAIS-R). Dieser Befund war aber nicht regelmäßig replizierbar (z. B. Wolff et al., 1988), wofür Altersunterschiede in den jeweiligen Stichproben, das unterschiedliche Bildungsniveau, aber auch unterschiedliche Längen des CGG-Trinukleotid-Repeats verantwortlich sein können. Spezielle Schwächen in einigen Subtests des HAWIE-IQ bei Anlageträgerinnen wurden mehrfach für das

Zahlennachsprechen beschrieben (z. B. Ciancetti et al., 1991), ein Befund der auch bei männlichen Anlageträgern, die das Vollbild des Fragile-X-Syndroms zeigen, vorhanden war. Hinton et al. (1992) verglichen die Länge des Trinukleotid-Repeats bei weiblichen Anlageträgerinnen des Fragile-X-Syndroms hinsichtlich eines maternalen oder paternalen Vererbungsmodus. Die Subpopulation von weiblichen Heterozygoten mit mütterlichem Vererbungsmodus zeigten dabei längere Trinukleotidsequenzen und darüber hinaus schlechtere Leistungen in einer visuellen Gedächtnisaufgabe.

Bezüglich der neuropsychologischen und psychopathologischen Charakterisierung der Gruppe der weiblichen Anlageträgerinnen des Fragile-X-Syndroms mit normaler Intelligenz mangelt es jedoch an vergleichbaren Studien, die den Zusammenhang mit den genotypischen Besonderheiten des Syndroms aufzeigen. In kaum einer Publikation wird eine umfassende strukturierte Erfassung psychiatrischer Diagnosen (einschließlich der Persönlichkeitsstörungen) nach standardisierten Richtlinien (z. B. DSM-III-R oder RDC) einerseits und eine standardisierte Erfassung der Intelligenz (z. B. HAWIE-R) sowie eine neuropsychologische Untersuchung bestimmter Hirnfunktionen (Gedächtnisleistung, Planen und Handeln, Problemlösen) andererseits untersucht.

Hirnlokalisatorisch weisen vor allem die schlechteren Leistungen im Wisconsin Card Sorting Test, dem „Turm von Hanoi" und dem Contingency Naming Test bei normal intelligenten Anlageträgerinnen auf Defizite im Planungs- und Handlungsbereich und der Entwicklung von Problemlösestrategien hin, die im weitesten Sinne dem Frontalhirn zugeordnet werden können (Mazzocco et al., 1992). Auch in dieser Hinsicht ähneln sich die Gruppen der geistig retardierten Individuen und der normal intelligenten Anlageträgem, obgleich die Schwierigkeiten in letzterer Gruppe weniger stark ausgeprägt sind. Inwiefern die Länge des Trinukleotid-Repeats mit dem Ausmaß an Defiziten im frontalen Bereich korreliert, wurde bisher noch nicht untersucht.

Sowohl die Arbeit von Reiss et al. (1988), wie auch die oben zitierte Studie von Freund et al. (1992) deuten auf eine mögliche psychopathologische Beziehung zum Schizophrenie-Spektrum sowie den affektiven Störungen bei obligaten Anlageträgerinnen des Fragile-X-Syndroms hin. Hirnmorphologische Veränderungen bei schizophrenen Patienten wurden vorwiegend in temporolimbischen Strukturen beschrieben (zur Übersicht s. Falkai & Bogerts, 1995). Neuropsychologische Studien bei Patienten mit affektiven Erkrankungen deuten auf frontale und temporale Defizite, die vorwiegend der rechten Hemisphäre zuzuordnen sind (z. B. schlechtere Leistungen im Zahlennachsprechen; Gruzelier et al., 1988). Daher wird die Hypothese nahegelegt, daß bei Fragile-X-Anlageträgerinnen im Frontalhirn und im Temporallappen neuroanatomische Normabweichungen zu finden seien. Solche Fragestellungen könnten Gegenstand zukünftiger Forschungen sein, falls kernspinntomographische Studien bei den vom Vollbild betroffenen Fragile-X-Patienten auf ebensolche hirnmorphologischen Strukturanomalien hindeuten und sich die Ergebnisse von Reiss et al. (1994) replizieren lassen.

Zusammenfassend ist zu sagen, daß eine Vielzahl unterschiedlicher Phänotypen bei Familien mit Fragile-X-Syndrom vorkommt, wobei der Bezug zum Genotyp noch weiterer Klärung bedarf. Studien bei männlichen und weiblichen Trägern der Fragile X Prämutation sind in dieser Hinsicht besonders wichtig, da diese Gruppe keine geistige Behinderung aufweist. Die Phänotyp-Genotyp-Interaktion des Fragile-X-Syndroms sollte hinsichtlich der Länge des Trinukleotid-Repeats, Methylierungsstatus (Mosaikphänomene) und der Expression von FMR1-Protein untersucht werden und kann möglicherweise Modellfunktion für eine ätiologische Variante psychischer Störungen haben.

10

Autismus und seine Abgrenzung zum Fragile-X-Syndrom

Fritz Poustka

Assoziation von Fragile-X-Syndrom und Autismus

Noch vor wenigen Jahren wurde vehement eine bedeutsame Assoziation zwischen Autismus und Fragile-X-Syndrom postuliert:

1970 hat Siva Sankar in einer Studie mit 31 autistischen Kindern eine gehäufte Chromosomenbrüchigkeit in Leukozytenkulturen beschrieben. 10 Jahre später berichteten Turner, Daniel und Frost von 25 männlichen Fragile-X-Patienten, einer davon autistisch. Weitere Autoren folgten (Brown et al., 1982 a, 1982 b; Meryash et al., 1982; Gillberg & Wahlström, 1985), die das fragile X-Chromosom bei Autisten nachwiesen. Auf der anderen Seite wurde proklamiert (Levitas et al, 1983), daß alle fragile-X-positiven Jungen autistische Symptome zeigten. In einer Studie von 66 psychotischen Kindern, davon 50% „Kanner"-Autisten, wurde bei 25% der Autisten ein fragiles X-Chromosom nachgewiesen (Gillberg & Wahlström, 1985). Auch andere Marker, wie ein langes Y-Chromosom, fraX(p22), fra16 (q23) und fra6(q26) wurden in dieser Untersuchung gefunden. Das fraX(q27) galt als spezifischer Fragile site, während fraX(p22) als „common" Fragile site auch bei einem Großteil von Individuen ohne klinische Symptome auf-

treten und deshalb nicht in direktem Zusammenhang zu klinischen Auffälligkeiten gesehen werden kann (Sutherland, 1979).

Der Zusammenhang von Fragile-X-Syndrom mit Autismus schien gesichert, da 4 bis 16% autistischer Kinder den Marker fraX(q27) zeigten und umgekehrt bis zu 15% Fragile-X-Syndrom-Patienten die klassischen autistischen Symptome aufwiesen (Cohen et al., 1991). Gillberg berichtete in diesem Zusammenhang 1983 von eineiigen männlichen Drillingen und 1988 von eineiigen weiblichen Zwillingen mit Fragile-X-Syndrom und infantilem Autismus. Daraus schien eine mögliche Verbindung der genetischen Ursache beider Syndrome zu bestätigen zu sein. Die Frage, ob die Art der Assoziation zwischen Fragile-X-Syndrom und Autismus spezifisch oder unspezifisch ist, oder aber eine dritte Variable, nämlich die kognitive Beeinträchtigung von Bedeutung ist, wurde als klärungsbedürftig auf molekularbiologischer Basis bezeichnet (Gurling, 1986). Noch 1991 – in dem Jahr, in dem das FMR1-Gen molekulargenetisch nachgewiesen werden konnte (Verkerk et al., 1991) – faßte Hagerman die verschiedenen Studien zusammen: Die Häufigkeit des fragilen X-Chromosoms unter männlichen Individuen mit Autismus wurde in dieser zusammenfassenden

Arbeit mit 6,5 % angegeben. Nach Entdeckung des FMR1-Gens war es möglich, das Fragile-X-Syndrom genauer zu untersuchen. Damit konnten auch die Phänotypen des Fragile-X-Syndroms genauer abgegrenzt werden (Franke et al., 1996 b). So war wiederum eine genauere psychopathologische Abgrenzung der hier behandelten Syndrome möglich.

In einer vorausgegangenen Untersuchung waren bereits geistig behinderte Patienten mit und ohne Fragile-X-Syndrom verglichen worden. Im Rahmen dieses Vergleichs wurde die Psychopathologie des Fragile-X-Syndroms genauer charakterisiert (Turk, 1992 a). Diese Untersuchungen basierten noch auf einer zytogenetischen Unterscheidung des Fragile-X-Syndroms. Danach zeigen vier Fünftel der männlichen Fragile-X-Patienten eine intellektuelle Behinderung, aber auch ein Drittel der weiblichen Anlageträgerinnen. Das Autismus-Syndrom war bei einem Viertel der betroffenen männlichen Individuen mit fragilem X-Chromosom etwa gleich häufig wie in der Kontrollgruppe zu erkennen. Die Hälfte der Individuen mit fragilem X-Chromosom hatte Sprachstörungen gegenüber nur 10 % der Kontrollgruppe, und etwa ein Viertel zeigte mangelnden Blickkontakt, ähnlich wie in der Kontrollgruppe. Mit dem mangelnden Blickkontakt gingen auch ein soziales Vermeidungsverhalten einher, parallel mit Katastrophenverhalten in neuen Situationen. Der mangelnde Blickkontakt allein zeigte keine starke Beziehung zum Autismus, verglichen mit der Kontrollgruppe. Die betroffenen Individuen mit fragilem X-Chromosom zeigten aber eine charakteristische Sprachstörung: Etwa die Hälfte hatte eine schnelle, dysrhythmische oder litaneiartige Sprache, gab oft irrelevante Kommentare, die überladen und flach-witzelnd waren. Nicht bemerkenswert häufig waren Hyperaktivität, Impulsivität und leichte Ablenkbarkeit gegenüber der Kontrollgruppe bei den Fragile-X-Patienten zu erkennen. Ergebnisse der Intelligenztestung zeigten einen besseren Verbalteil als Handlungsteil und bedeutsame Probleme der Raumlageorientierung, im rechnerischen Denken, Kurzzeitgedächtnis, in der Flexibilität des Denkens und Einstellung auf neue Informationen.

Von den weiblichen Anlageträgerinnen des Fragile-X-Syndroms zeigten 5,5 % Psychosen und 40 % affektive Probleme oder schizotype Störungen (Reiss et al., 1988, 1989).

Nachdem nun genauere Untersuchungen des Fragile-X-Syndroms mit Hilfe der molekulargenetischen Techniken möglich sind, zeigen sich mehrere bedeutsame Veränderungen in der Abschätzung des Phänotyps: Zum einen wird die Überlappung des Fragile-X-Syndroms mit dem Autismus nicht mehr als überzufällig häufig angesehen. Schon Fisch mutmaßte nach seiner Meta-Analyse von über 58 publizierten Untersuchungen, daß es keine überzufällig häufige Beziehung zwischen Fragile-X-Syndrom und Autismus gäbe (Fisch, 1992). Im Gegensatz zu früheren Studien (Brown et al., 1986) wurde nunmehr festgestellt, daß Veränderungen der Expression des FMR1-Gens nicht überzufällig häufig mit Autismus verbunden sind, d. h. daß auch in der Umgebung des FMR1-Gens bzw. der Trinukleotid-Repeat-Verlängerung keine Assoziationen zum Autismus vorzufinden sind (Hallmayer et al., 1994; Klauck et al., 1996).

Schweregrade geistiger Behinderung und Autismus auf der Basis anderer Erkrankungen

Die früheren Annahmen zu einer überzufälligen Beziehung zwischen Fragile-X-Syndrom und Autismus beruhten nicht nur auf Unsicherheiten der exakten Bestimmung des Genotyps und des Phänotyps, sondern auch auf der unterschiedlichen Wahrscheinlichkeit der Überlappung mit den unterschiedlichen Bereichen schwerer geistiger Behinderung einerseits und leichter geistiger Behinderung (und höherer intellektueller Leistungsfähigkeit) andererseits. Gegenwärtig sind zwei unterschiedliche Standpunkte zur Frage einer Assoziation des Autismus zu anderen Grundkrankheiten, nicht nur dem Fragile-X-Syndrom, zu erkennen: Die Göteburger Forschungsgruppe um Gillberg führt dazu auf der einen Seite aus, daß verschiedene Syndrome zur Ausprägung des Autismus führen können. Dies trifft in etwa 37 % der Fälle von Autismus zu. Diese unterscheiden sich auch nicht von denen mit unbekannter Ursache (idiopathische Fälle). Autismus sei deshalb eine Zuordnung von unspezifischen Verhaltensweisen bzw. Symptomen, wie etwa intellektuelle Behinderung als gemeinsame Endstrecke verschiedener ätiologischer Bedingungen. Eine Suche nach autismusspezifischen Ursachen sei deshalb nicht gerechtfertigt. Gillberg (1990 a, 1990 b) schlägt daher folgerichtig vor, daß gerade wegen des ausgeprägten Zusammenhangs mit einer Reihe bekannter, eben auch genetisch bedingter Erkrankungen (Gillberg & Coleman, 1992) ausgedehnte Untersuchungen unter Einschluß von lumbaler Liquorgewinnung unter Anästhesie und Computertomographie des Gehirns als klinische Routine bei Patienten durchgeführt werden.

Im Gegensatz dazu stehen die Ausführungen der Gruppe um Rutter (Bailey, 1993; Rutter et al., 1994): Danach zeigen eine Reihe systematischer Untersuchungen, daß das Vorliegen einer intellektuellen Behinderung einen entscheidenden Faktor darstellt. Eine Assoziation von Autismus mit bekannten Erkrankungen ist bei schwerer und schwerster Intelligenzminderung (ICD-10-Kriterien) am ausgeprägtesten. In einer epidemiologischen Untersuchung (Wing & Gould, 1979), die zum Ziel hatte, Behinderungen unter Kindern einer Londoner Region (Camberwell) aufzufinden und die deshalb eher nur schwer intellektuell behinderte autistische Kinder identifizierte, betrug die Rate von klassifizierbaren anderen Erkrankungen unter Autisten 17 %. Von den

Kindern, die in ihren sozialen Funktionen beeinträchtigt waren, hatten 27 % und unter den soziablen, nichtautistischen Kindern 71 % eine andere Erkrankung. Diese höhere Rate war vor allem auf eine große Anzahl der Kinder mit einem Down-Syndrom in fast der Hälfte dieser Fälle zurückzuführen. Die überwiegende Mehrzahl aller Fälle mit erheblicher geistiger Behinderung und einer bekannten Grunderkrankung waren in verschiedenen Untersuchungen nicht autistisch (Ornitz, 1988; Ritvo et al., 1990; Bailey et al., 1991; Bolton et al., 1993; Fombonne & Mazaubrunn, 1992). Auch die Göteborger Gruppe (Steffenburg, 1991) fand unter Autisten ohne schwere geistige Behinderung 18 % mit anderen Erkrankungen, gegenüber 43 % bei solchen mit einer schweren intellektuellen Retardation. Zudem ist die diagnostische Differenzierbarkeit in den untersten Intelligenzbereichen zwischen eingeschränkten Verhaltensweisen und für Autismus spezifisch entwicklungspsychopathologischen Abweichungen schwierig, auch wenn gut evaluierte Untersuchungsinstrumente verwendet werden (Stone & Hogan, 1993; Lord et al., 1994). Der Zusammenhang von spezifischen und bekannten Grunderkrankungen bei Autisten sollte daher realistischerweise bei etwa 10% angesetzt werden. Eine darüber hinausgehende Rate wird unter schwerst intellektuell behinderten und unter den sog. atypischen Autisten (ICD-10-Kriterien) aufgefunden (Rutter et al, 1994). Deshalb sei auch eine eingreifende klinische Routineuntersuchung bei Autisten ohne Indikation nach sorgfältiger neurologischer Untersuchung nicht gerechtfertigt – dies scheint auch für die Screening-Untersuchungen aus dem Serum bzw. dem Urin von Autisten zuzutreffen (Bailey, 1994).

Ernstzunehmende Überschneidungen zwischen Autismus und anderen Erkrankungen sind neben dem Fragile-X-Syndrom für zwei weitere Syndrome zu diskutieren: das Rett-Syndrom und das Pringle-Bourneville-Syndrom (tuberöse Sklerose). Es gibt Hinweise darauf, daß die tuberöse Hirnsklerose bei ebenfalls schwer Retardierten signifikant häufiger mit Autismus assoziiert ist, auch wenn unterschiedliche Klassifikationsinstrumente Verwendung fanden (Hunt & Sheperd, 1993; Smalley et al., 1991, 1992). Die letztere Studie untersuchte Autismus mit Hilfe des Autism Diagnostic Interview (ADI; Le Couteur et al., 1989). Die Rate dieser klinischen Untersuchungspopulation mit tuberöser Hirnsklerose lag bei 39 % (7 von 18 Fällen). Alle Betroffenen hatten Epilepsie und außer einem hatten alle eine schwere intellektuelle Behinderung. Dies legt eine Assoziation zwischen diesen beiden Erkrankungen nur bei gleichzeitigem Auftreten von schwerwiegender Retardation und Epilepsie nahe.

Die Überschneidung mit dem Fragile-X-Syndrom und dem Rett-Syndrom (ICD-10-Kriterien) sind ebenfalls Beispiele für die früheren diagnostischen Ungenauigkeiten in Bezug auf die psychopathologische Klassifikation des Autismus. Untersuchungen, die von eindeutig diagnostizierten Autisten ausgingen und die sowohl zytogenetische als auch molekularbiologische Untersuchungstechniken verwendeten, fanden keine Komorbidität zwischen diesen beiden Erkrankungen, d. h. keine pathologische Amplifikation der CGG-Trinukleotid-Repeats im FMR1-Gen (Malmgren et al., 1992; Hallmayer et al., 1994; Poustka & Lisch, 1994).

Mädchen mit einem Rett-Syndrom als Beispiel einer desintegrativen Störung des Kindesalters werfen sowohl nach der zu differenzierenden Psychopathologie als auch nach dem Verlauf keine bedeutsamen differentialdiagnostischen Probleme mehr auf (Olsson & Rett, 1990).

Darüber hinaus besteht kein Zweifel darüber, daß Autismus eine hohe Rate an neurologischen Auffälligkeiten (bis 75%; Lisch et al., 1993) und eine bedeutsame Rate an zerebralen Anfällen in Abhängigkeit zum Grad der Retardation aufweist (Volkmar & Nelson,

1990). Dies konnte auch in der Frankfurter Untersuchung bestätigt werden (Poustka & Lisch, 1993). Sowohl neurologische Auffälligkeiten als auch Anfälle sind bei Patienten mit Fragile-X-Syndrom relativ häufig (Vieregge & Froster-Iskenius, 1989; Musumeci, 1991).

Die häufigen perinatalen Non-Optimalitätswerte scheinen eher Folge als Ursache des Autismus zu sein, weil sie häufig mit leichten organischen Stigmata und mit einer vermehrten genetischen Belastung mit Autismus einhergehen: Bei ausgeprägten perinatalen Problemen bei einem autistischen Kind steigt die Wahrscheinlichkeit für Autismus bei einem weiteren Familienmitglied (Bailey et al., 1991; Bailey, 1993 ; Rutter et al., 1993; Bolton et al., 1993). Inwieweit dies beim Fragile-X-Syndrom zutreffen könnte, ist unklar.

Man kann aus diesen Darstellungen folgern, daß einige der psychopathologischen Symptome beim Fragile-X-Syndrom in Verbindung mit nicht sehr präzisen psychopathologischen Untersuchungsinstrumenten und ebenfalls sehr störungsanfälligen zytogenetischen Untersuchungstechniken (im Vergleich zu den heute verfügbaren molekulargenetischen Methoden) eine Kumulation von Unschärfebedingungen in der phänotypischen Zuordnung bedingte.

Zur psychopathologischen Differenzierung

Bei genauerer Untersuchung der psychopathologischen Auffälligkeiten fallen weitere positive Unterscheidungen auf: So wurde festgestellt, daß zwischen autistischen Kindern und Jugendlichen ohne Fragile-X-Syndrom und solchen mit Fragile-X-Syndrom die Art des Blickkontaktes recht unterschiedlich war (Cohen et al., 1989). Die fragile-X-positiven männlichen Individuen waren sensibel für den Blickkontakt ihrer Eltern, wichen diesem aber aus. Dagegen waren autistische männliche

Individuen ohne Fragile-X-Syndrom gegenüber dem von den Eltern initiierten Blickkontakt ziemlich unsensibel und fanden diese auch nicht aversiv. Im Gegensatz zu ihnen waren die Individuen mit Fragile-X-Syndrom auch durchaus imstande, nach Aufforderung den Blickkontakt zu halten. Dies spiegelte bedeutsame Unterschiede in der sozialen Interaktion und Interaktionsfähigkeit wider.

Die Leitsymptome des Autismus-Syndroms sind in den großen Klassifikationssystemen der Psychiatrie (ICD-10, DSM-IV) nun sehr einheitlich dargestellt (Volkmar et al., 1994). Sie sind der Struktur nach in den verschiedenen Altersgruppen und entsprechendem intellektuellen Niveau ähnlich ausgeprägt. Danach zeigen Personen mit einer autistischen Störung eine dauerhafte Beeinträchtigung in folgenden Bereichen: Qualitative Auffälligkeit in der gegenseitigen sozialen Interaktion mit weitgehender Unfähigkeit, soziale Interaktionen durch nichtverbales Verhalten zu regulieren. So fehlt der direkte Blickkontakt als Mittel zur Verständigung insbesondere bei jungen Kindern, wenn zu ihnen gesprochen wird, ebenso das soziale Lächeln (z. B. bei der Begrüßung). Schon sehr junge Kinder zeigen während sozialer Interaktion normalerweise ein subtiles Mienenspiel, das den mimischen Ausdruck von Gefühlen umfaßt. Dieses fehlt bei autistischen Kindern weitgehend. Weiter besteht eine Unfähigkeit, Beziehungen zu Gleichaltrigen aufzunehmen, ein ausgeprägter Mangel an Interesse an anderen Kindern und an Phantasiespielen mit Gleichaltrigen, fehlende Reaktionen auf Annäherungsversuche anderer und darüber hinaus auch ein Mangel an mit anderen geteilten Aufmerksamkeiten oder Freude, ferner Mangel an sozio-emotionaler Gegenseitigkeit.

Die Kommunikation und Sprache ist qualitativ auffällig. Etwa die Hälfte der autistischen Kinder entwickeln keine oder keine verständliche Sprache. Dabei fehlt die Fähigkeit, diese mangelnde Sprachfähigkeit durch Gestik oder Mimik zu kompensieren. Autistische Kinder in sehr jungem Alter können die Handlungen anderer nicht spontan imitieren und im fortgeschrittenen Alter nicht spontan an phantasievollen Spielen im Sinne eines So-tun-als-ob-Spiels teilnehmen. Die qualitativen Auffälligkeiten in bezug auf die Sprache zeigen sich in stereotypen, repetitiven oder ideosynkatischen sprachlichen Äußerungen. Personen mit Autismus zeigen auch neologistische Wortbildungen und während der Sprachentwicklung Vertauschung der Personalpronomina und eine weit verlängerte Echolalie. Sie sind kaum in der Lage, einen sprachlichen Austausch im Sinne eines informellen Plauderns oder einer Konversation zu beginnen oder aufrecht zu erhalten.

Sie zeigen repetitive, restriktive und stereotype Verhaltensmuster: Bei autistischen Personen läßt sich häufig eine ausgedehnte Beschäftigung mit stereotypen, ungewöhnlichen Handlungen und eng begrenzte Spezialinteressen beobachten. An nichtfunktionellen Handlungen oder Ritualen wird offensichtlich zwanghaft festgehalten. Diese Rituale dringen in das Familienleben ein und Versuche, diese zu unterbrechen, führen zu deutlicher Beunruhigung. Stereotype und repetitive motorische Manierismen kommen häufig vor, wie etwa Hand- und Fingermanierismen (Drehen oder Flackern der Finger vor den Augen, Schaukeln, Auf- und Abhüpfen), die häufig und über längere Zeit durchgeführt werden. Autistische Personen sind oft mit Teilobjekten oder nichtfunktionellen Elementen von Gegenständen beschäftigt. Sie zeigen ungewöhnliche Interessen an sensorischen Teilaspekten, zum Beispiel ein besonderes Interesse am Anblick, Berühren, an Geräuschen, Geschmack oder Geruch von Dingen oder Menschen.

Das nach seinem Erstbeschreiber Asperger (1944) bezeichnete Syndrom ist ebenfalls gekennzeichnet durch eine qualitative Beeinträchtigung der gegenseitigen sozialen

Interaktion und begrenzte, repetitive und stereotype Verhaltensmuster, Interessen und Aktivitäten. Es fehlt jedoch im Unterschied zum Typ des frühkindlichen Autismus (Kanner, 1943) eine klinisch eindeutige, allgemein schwerwiegende Verzögerung der gesprochenen oder rezeptiven Sprache und die schwerwiegende Verzögerung der kognitiven Entwicklung.

Dieses Bild kann in Einzelfällen beim Fragile-X-Syndrom ebenfalls, wahrscheinlich in Verbindung mit schwerwiegender intellektueller Behinderung, vorkommen; das Vollbild ist aber selten zu erwarten. In den Klassifikationsmanualen des ICD-10 (Kap. V) bzw. des DSM-IV finden sich keine phänotypische Klassifikation und dementsprechend keine Beschreibung des Fragile-X-Syndroms.

Wie beim Fragile-X-Syndrom sind Jungen häufiger als Mädchen vom Autismus betroffen (Verhältnis von Jungen zu Mädchen in der Gesamtpopulation autistischer Personen beträgt: 3–4 : 1), das Geschlechterverhältnis verändert sich zu Ungunsten der Jungen bei autistischen Personen mit höherem intellektuellem Leistungsvermögen (IQ > 70).

Untersuchungen an Verwandten von Indexfällen

Bemerkenswert sind einige Untersuchungen zu den Verwandten von Personen mit Autismus bzw. Fragile-X-Träger. Familienuntersuchungen mit einer größeren Anzahl von Familienmitgliedern zeigen bei „breiteren Phänotypen" des Autismus, daß 3 % der Geschwister eines autistischen Kindes ebenfalls an Autismus erkranken. Dagegen ist die Zahl der betroffenen Familienmitglieder in den Kernfamilien auf 12 bis 20 % geschätzt worden, wenn charakteristische Hauptsymptome des Phänotyps miteinbezogen werden. Dazu gehören kognitive und soziale Abweichungen im Zusammenhang mit umschriebenen bizarren Verhaltensmustern,

Aktivitäten und Interessen, aber keine globale Einschränkung der Intelligenz (Rutter et al., 1993).

Unter den erstgradigen Verwandten von autistischen Personen kommt ein überzufällig häufiger Exzeß an sozialen Phobien bzw. Vermeidungsverhalten im Vergleich zu Kontrollgruppen vor (Smalley et al., 1995). Da aufgrund von genetischen Familienstudien beim Autismus angenommen wird, daß mindestens drei bis vier interagierende Gene eine Rolle spielen (Pickles et al., 1995), ist es nicht klar, von welcher genetischen Disposition oder Interaktion der „verdünnte", breitere Phänotyp abhängt.

Zusammenhänge finden sich auch zwischen Genotyp und Phänotyp bei den Verwandten von Fragile-X-Syndrom-Erkrankten. So zeigten Dorn et al. (1994) bei 24 jugendlichen Fragile-X-Trägern ohne Fragile-X-Syndrom im Vergleich zu einer Kontrolle von Nichtträgern (beide waren aber Väter von Töchtern als Fragile-X-Trägerinnen), daß Fragile-X-Träger häufiger Zwangssymptome aufwiesen, allerdings in einem subklinischen Schweregrad. Ebenso waren bei ihnen häufiger Alkoholmißbrauch bzw. -abhängigkeit und eine antisoziale Persönlichkeitsstörung zu beobachten. Kein Unterschied fand sich in bezug auf Agoraphobie, Panikstörungen, affektive Störung oder Schizophrenie. Nachdem Reiss und Kollegen (1988, 1989) eine größere Häufigkeit von Schizophrenie bzw. des Schizophreniespektrums und affektiven Störungen unter Fragile-X-Trägerinnen postuliert hatten, wurde dies in nachfolgenden Untersuchungen in Frage gestellt. Reiss et al. zeigten 1993, daß es keine Unterschiede in der kognitiven Funktion, den psychiatrischen Diagnosen und von Persönlichkeitscharakteristika in einem Vergleich zwischen weiblichen Trägerinnen mit der Fragile-X-Prämutation und Kontrollmüttern von retardierten Kindern ohne Fragile-X-Syndrom gibt. Die höhere Depressionsrate wurde auf den höheren Streß, auf die Belastung der Erziehungsbedingungen mit einem retardierten Kind bezogen (affektive Störungen fanden sich in beiden Gruppen gleich hoch um etwa 45 %).

Beim Autismus – soweit dies testbare Individuen betrifft – ist ein charakteristisches Testprofil mit dem Wechsler-Test zu erkennen, wie dies in mehreren Untersuchungen (im Deutschsprachigen von Rühl et al., 1995) dargestellt wurde: So ist die Gestaltauffassung (Mosaiktest) signifikant besser im Vergleich zu den Untertests „Allgemeines Verständnis" und „Bilder ordnen", und zwar auch unabhängig vom Gesamtintelligenzniveau. Dies bedeutet, daß logisch-abstrakte Zuordnungen bzw. Assoziationen wesentlich weniger gut bewältigt werden können als die Teilauffassung, so daß dies als Störung der zentralen Kohärenz (Frith, 1989; Happ, 1994) bezeichnet wurde. Weitere Hinweise finden sich in bezug auf neuropsychologische Defizite in Planung, Organisation und Strategieempfinden, so daß dies damit ebenfalls in Zusammenhang gebracht werden könnte (Pennington & Ozonoff, 1996). Im Gegensatz dazu werden in den Intelligenzuntersuchungen bei Fragile-X-Syndrom meist Schwierigkeiten in der Gestalterfassung, Zahlen nachsprechen und rechnerischem Denken angegeben (u. a. Kemper et al., 1988; Maes et al., 1994). Das Bild ist heterogener als beim Autismus und, je nach Geschlecht und Träger, verschieden von einer Prämutation bzw. dem Vollbild eines Fragile-X-Syndroms (s. a. Franke et al., 1996 b).

Zusammenfassung

Der Unterscheidung im Bereich der Verhaltensaspekte zwischen Autismus und Fragile-X-Syndrom bzw. Unterscheidungen im Phänotyp bei Verwandten von Fragile-X-Syndrom sowie solchen mit Autismus kommt nur mehr ein historischer Wert zu. Die molekulargenetische Diagnose des Fragile-X-Syndrom ermöglicht die Zuordnung eines spezifischen Genotyps zu einem Phänotyp. Eine Überlappung zwischen Fragile-X-Syndrom und Autismus erscheint auf dieser Basis nicht überzufällig häufig. Es ist wahrscheinlich, daß im Phänotyp von erstgradigen Verwandten von Probanden mit Autismus verschiedene Störungen, wie Angstsyndrome (soziale Phobien) und Depression, gehäuft erscheinen. Letztere sind offensichtlich auch bei Trägern der Prämutation des FMR1-Gens häufiger. Dabei ist eine exogene Beeinträchtigung durch die verstärkte Belastung bei der Erziehung mit retardierten Kindern nicht auszuschließen. Bei Verwendung von Standardinstrumenten der phänotypischen Untersuchungen wie dem ADI-R (deutsche Fassung Rühl et al., 1995) ist eine Unterscheidung zwischen dem Vollbild eines Autismus und atypischen autistischen Bildern gut möglich. Damit ist auch für die Behandlungsplanung eine sichere Zuordnung bei jenen Kindern möglich, die bei einem nachgewiesenen Fragile-X-Genotyp, wenn auch in weitaus selteneren Ausmaß als früher angenommen, autistische Phänomene zeigen.

11

Hautleisten- und Furchenmerkmale beim Fragile-X-Syndrom

Alexander Rodewald

Dieses Kapitel ist vor allem für speziell geschulte Ärzte konzipiert, die an der detaillierten Analyse der Erkrankung interessiert sind. Daher enthält es Fachbegriffe, die sich nicht in die Umgangssprache übertragen lassen. Für den interessierten Laien ist aus diesem Kapitel nur wichtig, daß Veränderungen des Hautleistenmusters beim Fragile-X-Syndrom vorhanden sind und daß sie etwas über den Zeitpunkt der Genwirkung in der Embryonalzeit aussagen. (U. G. Froster)

Über das Vorkommen abnormer *Hautleistenmuster* bei Patienten mit Fragile-X-Syndrom wurde vereinzelt berichtet (Harvey et al., 1977; Proops & Webb, 1981; Hecht et al., 1981; Gustavson et al., 1981). Im Gegensatz zu diesen Einzelfallbeobachtungen ergaben mehrere größere Studien (Rodewald et al., 1983, 1986, 1991; Simpson et al., 1984; Hagerman et al., 1983; Hirth et al., 1985; Loesch, 1986), daß bei diesen Patienten typische, sogar für das Syndrom charakteristische Hautleisten- und Hautfurchenveränderungen vorkommen.

Die Analyse des Hautleisten- und Furchensystems bei 28 heterozygoten Anlageträgerinnen ergab, daß auch bei diesen, ähnliche, aber nicht so stark von der Norm abweichende Veränderungen im Hautleisten- und Furchenbild auftreten (Rodewald et al., 1983, 1986, 1991).

In den folgenden Tabellen sind die wichtigsten Auffälligkeiten im Hautleisten- und Furchensystem (qualitative und quantitative Merkmale) zusammengestellt und mit den Befunden von Kontrollgruppen verglichen (nach Rodewald et al., 1986; Rodewald & Chopra, 1991; Tab. 13) .

Fingerbeerenmuster

Bei allen untersuchten Serien von Patienten mit Fragile-X-Syndrom wird eine deutliche Zunahme der Bogenmuster und der Radialschleifen (insbesondere auf dem 3. Finger; 7,4 % R bei Patienten, nur 2,4 % bei Kontrollen) und Abnahme der Wirbelmuster auf den Fingerbeeren festgestellt (Tab. 14, 15).

Im allgemeinen liegen die Leistenzahlwerte bei Patienten höher als bei der Kontrollgruppe, da die Wirbel- und Schleifenmuster deutlich größer sind. Dieser Trend wird auch durch die Gesamtleistenzahlwerte (TFRC) der entsprechenden Gruppen bestätigt. Die Tabelle 16 gibt einen Überblick der TFRC-Mittelwerte bei verschiedenen Gruppen mit unterschiedlichen Gonosomenkonstellationen. Die Abweichungen der Mittelwerte stehen im direkten Zusammenhang mit dem Dosiseffekt der

Tab. 13, oben Dermatoglyphen-Befunde bei Familien mit Fragil-X-Syndrom (nach Rodewald et al., 1986). Tab. 14, unten: Fingerbeerenmuster bei männlichen Patienten, weiblichen Heterozygoten und Kontrollgruppen (nach Rodewald et al., 1986). Abk.: *p < 0,05.

	Männer		Frauen	
	Patienten	Kontrollen	Heterozygote	Kontrollen
n	75	200	28	200
Palmae	150	400	56	400
Plantae	82	400	14	400
W	29,5	34,2	25,7	29,2
U	54,8	57,8	66,4	59,5
R	7,7	5,2	4,3	4,4
A	8,0*	2,8	3,6	7,0

Hautleistenmuster (Dermatoglyphen) stellen ein Muster auf der Hautoberfläche dar. Sie sind bereits in der 19. vorgeburtlichen Entwicklungswoche voll ausgeprägt. Besonders deutlich ist dieses Muster auf der Handfläche (Palmarseite), den Fingerbeeren und den Fußsohlen (Plantarseite). Veränderungen der Hautleisten können ein Hinweis auf eine frühe Störung in der Entwicklung des Embryos sein. Daher ist die Analyse der Hautleisten im Zusammenhang mit der Frage, ob und wann eine Genveränderung in der Entwicklung ausgeprägt wird, von Bedeutung.

Auf den Fingerbeeren treten drei unterschiedliche Muster auf: Wirbel, Schleifen und Bögen. Die Verteilung dieser Muster macht eine Aussage darüber, wie hoch die Fingerbeeren in der Embryonalzeit aufgebaut waren. Wenn eine Schleife nach der Seite des Radius (Daumenseite) hin offen ist, spricht man von radialer Schleife, wenn sie nach der Seite der Ulna (Elle) hin offen ist, von ulnarer Schleife.

Gonosomen, insbesondere mit der Anzahl der X- und Y-Chromosomen bzw. mit der Menge des Chromosomenmaterials (Rodewald & Zankl, 1981).

Der Vergleich der Mittelwerte der quantitativen Variablen der Fingerbeeren, nämlich die Musterintensitätswerte der Finger (PIF) und die individuellen Leistenwerte aller zehn Finger, radiale und ulnare Seite getrennt (RCR, RCU I–V), zeigt anhand von t-Tests zwischen den Patienten mit Fragile-X-Syndrom und Kontrollgruppen signifikante Unterschiede (p < 0,05; Tab. 17).

Hautleistenmuster und Furchen der Hand

Signifikante Unterschiede zeigt die Verteilung der Endwerte der Hauptlinien A, B, C und D (Tab. 18–21). Bei der Analyse ergeben sich hohe Endigungswerte für die Linie D in 11 und 13, der C-Linie in 11 und als abortive Form Cx oder Co, für die Linie B in 9 und 7 und für die Linie A in 5 und 5.

Auch die Bemusterung der palmaren Bereiche zeigt signifikante Unterschiede zwischen den Fragile-X-Patienten und Kontrollgruppen: Auf dem Hypothenar kommen bei Fragile-X-Patienten mehr Ulnarschleifen und weniger Radialschleifen ($L^u = 9,3\%$; $L^r = 16,0\%$) als bei der Kontrollgruppe vor ($L^u = 4,2\%$, $L^r = 26,5\%$). Auch bei den heterozygoten Frauen kommen mehr Karpalschlei-

Tab. 15, oben: Häufigkeiten der Bogenmuster auf den Fingerbeeren (nach Rodewald et al., 1986). Tab. 16, Mitte: Mittelwerte der TFRC bei verschiedenen Gruppen mit unterschiedlichen Gonosomen-Konstellationen (nach Rodewald und Chopra, 1991). Tab. 17, unten: Mittelwerte und Standardabweichungen von Hautleistenvariablen bei den untersuchten Gruppen, die beim Test-Vergleich (männlich und weiblich getrennt) signifikante Unterschiede zeigten (nach Rodewald und Chopra, 1991).

		Männer		Frauen	
		Patienten	Kontrollen	Heterozygote	Kontrolle
I	rechts	1,3	0,5	0	4,5
	links	1,3	1,6	0	3,5
II	rechts	12,0*	5,2	7,1	11,5
	links	9,3	6,4	17,9	12,5
III	rechts	17,3**	4,2	7,1	7,5
	links	17,3**	5,3	0,0	14,0
IV	rechts	6,7*	1,1	0,0	3,6
	links	5,3*	1,6	3,6	5,5
V	rechts	5,3*	0,5	0,0	3,5
	links	4,0	1,0	0,0	4,5

	Chromosomenstatus	TFRC
Turner-Syndrom	45, XO	154
Fragiles-X-Syndrom, männlich	46, fra (Xq)Y	144,25
Normal, männlich	46, XY	136,07
Fragiles-X-Syndrom, weiblich	46, fra (Xq)X	129,67
Normal, weiblich	46, XX	122,8
Klinefelter-Syndrom	47, XXY	118,5
Triplo-X-Syndrom	47, XXX	105,07

Nr.	Variablen	Männer		Frauen	
		Patienten	Kontrollen	Heterozygote	Kontrollen
n		61	84	20	90
1	RCR II	14,32 ± 7,25	10,86 ± 6,32		
2	RCL II	13,54 ± 7,24	10,63 ± 6,32		
3	RCR-R II	9,80 ± 8,94	7,07 ± 7,0		
4	RCL-U II	9,45 ± 8,9	6,23 ± 7,3		
5	a-b R	36,53 ± 6,75	40,25 ± 6,2	36,61 ± 5,76	40,52 ± 5,95
6	a-b L	37,83 ± 6,34	40,39 ± 6,87	38,52 ± 6,75	41,83 ± 5,5
7	MLI R	10,29 ± 1,44	9,41 ± 1,85	10,43 ± 1,23	8,73 ± 1-84
8	MLI L	9,59 ± 2,09	8,44 ± 2,08	9,64 ± 1,61	8,07 ± 2,1
9	PIP R	5,69 ± 0,13	6,24 ± 0,22		
10	PIP L	5,59 ± 0,16	6,31 ± 0,23		

Tab. 18, oben: Endigungswerte der D-Linien (in %). Tab. 19, Mitte oben: Endigungswerte der C-Linien (in %). Tab. 20, Mitte unten: Endigungswerte der B-Linien (in %). Tab. 21, unten: Endigungswerte der A-Linien (in %). Abk.: *p < 0,05, **p < 0,01. Alle Tab. nach Rodewald et al., 1986.

D-Linie		n		13	11	9	7	0
Männer	Patienten	75	R	2,7	72,0*	21,3	4,0*	-
			L	-	58,7	26,7*	10,7*	4,0
	Kontrolle	200	R	0,5	56,1	27,5	15,9	-
			L	-	32,3	41,8	25,4	0,5
Frauen	Heterozygote	28	R	-	71,4*	25,0	3,6*	-
			L	-	57,1*	32,2	10,7	-
	Kontrolle	200	R	-	44,5	40,5	14,5	-
			L	-	30,5	39,0	30,5	-

C-Linie		n		11	9	7	5	X	0
Männer	Patienten	75	R	13,3*	42,7	21,3	4,0*	13,3*	5,4
			L	2,7	22,7	24,0	9,3	32,0*	9,3*
	Kontrolle	200	R	4,2	51,9	27,0	12,2	0,5	4,2
			L	0,5	32,8	43,4	19,7	2,5	3,1
Frauen	Heterozygote	28	R	-	53,6	21,4*	3,6*	7,1*	14,3*
			L	-	28,6	21,4*	3,6**	28,6*	17,8*
	Kontrolle	200	R	1,9	42,0	39,0	12,0	0,5	6,0
			L	-	29,0	40,0	22,5	0,5	8,0

B-Linie		n		11	9	7	5/5	0/X
Männer	Patienten	75	R	1,0	9,3*	61,3	24,0*	5,4*
			L	-	2,7	58,7*	38,7*	-
	Kontrolle	200	R	-	4,7	57,1	38,2	-
			L	-	1,0	34,4	64,7	-
Frauen	Heterozygote	28	R	-	-	71,5*	28,5	-
			L	-	-	53,6*	46,4	-
	Kontrolle	200	R	-	2,5	46,0	51,0	-
			L	-	-	31,5	66,0	-

A-Linie		n		7	5/5"	5'	<4	0
Männer	Patienten	75	R	2,7	34,7**	41,3*	14,6**	2,0
			L	-	26,7**	38,7**	22,0**	-
	Kontrolle	200	R	0,1	7,4	29,6	61,4	-
			L	-	1,0	13,2	85,2	-
Frauen	Heterozygote	28	R	-	34,3**	53,6*	7,1**	-
			L	-	21,4**	57,1**	21,5**	-
	Kontrolle	200	R	-	4,5	27,5	66,0	-
			L	-	1,0	10,5	88,5	-

Tab. 22, oben: Häufigkeiten der Vierfingerfurche und Sydney-Linie. Tab. 23, Mitte: Häufigkeit der Großzehenballenmuster (in %). Tab. 24, unten: Häufigkeit der Sandalenfurche. Abk.: *p < 0,05, **p < 0,01. Alle Tab. nach Rodewald et al., 1986.

		n		Vierfinger-furche typ.	aber.	Sydney Linie typ.	aber.	absent
Männer	Patienten	75	R	28,0**	12,0	21,3**	8,0*	30,7
			L	16,0	12,0	24,0**	18,0**	40,0
	Kontrolle	200	R	1,5	16,9	0,5	2,0	71,9
			L	0,5	17,9	1,0	2,0	76,6
Frauen	Heterozygote	28	R	14,3**	21,4*	21,4**	10,7*	32,2
			L	14,3**	17,9*	17,9**	3,5	46,4
	Kontrolle	200	R	1,0	11,5	1,0	2,5	84,0
			L	1,0	10,0	0,5	3,5	85,0

		n		A^t	A^p	L^d	I^d	W	andere
Männer	Patienten	41	R	4,9*	7,3	29,3*	2,5	51,2*	4,9
			L	7,3*	-	36,6	4,9	46,3	4,9
	Kontrolle	200	R	-	5,2	48,2	7,9	32,3	6,3
			L	-	1,1	40,7	6,4	36,5	3,7

		n		vorhanden	nicht vorhanden	Symmetr.
Männer	Patienten	41	R	73,2**	26,8	79,2**
			L	83,0*	17,0	
	Kontrolle	200	R	0,5	99,5	-
			L	0,5	99,5	-

fen ($L^c = 7,1\%$) als bei den weiblichen Kontrollen ($L^c = 1,5\%$) vor.

Echte Muster (Schleifen und Wirbel) sind in den Interdigitalfeldern signifikant für die Bemusterung des IV. Interdigitalfeldes: Fragile-X-Patienten ($L^d = 34,0\%$, O+V = 64,0%) und heterozygote Anlageträgerinnen (Ld = 39,0%, O+V = 61,5%) weisen weniger Distalschleifen und mehr offene, musterlose Felder als die Kontrollgruppen auf (Ko.w: $L^d = 57,1\%$, O+V = 41,9%; Ko.w.: $L^d = 64,5\%$, O+V= 35,0%). Im allgemeinen haben die Patienten mit Fragile-X-Syndrom und die heterozygoten Anlageträgerinnen, verglichen mit den Kon-

trollgruppen, eine reduzierte Musterintensität auf den Palmae, die sich durch signifikant niedrigere „Pattern-intensity-Werte" (PIP; Tab. 21) auszeichnen. Die Fragile-X-Patienten und die heterozygoten Trägerinnen zeigen darüber hinaus eine signifikante Häufung von „empty hands".

Sowohl die Fragile-X-Patienten als auch die heterozygoten Anlageträgerinnen weisen signifikant häufiger Vierfingerfurchen und Sydney-Linien auf den Palmae auf als die Kontrollgruppen (Tab. 22).

Die hohe Transversalität der Hauptlinien bei Fragile-X-Patienten und bei heterozygoten

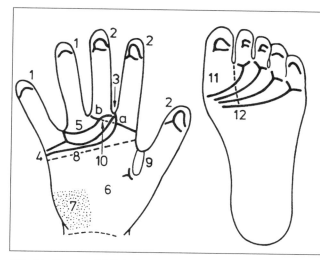

1. Häufiger Bögen auf den Fingerbeeren
2. Häufiger Radialschleifen
3. Hohe Endwerte der Linie D (11/13)
4. Hohe Endwerte der Linie A (5/5")
5. Abortive Form der C-Linie (C^x, C^o)
6. „Empty hand" (keine echten Muster)
7. Dysplasie und/oder Hypoplasie
8. Vff und/oder Sydney-Linie
9. Thenarmuster(L^r/L^c)
10. Niedrige a-b RC
11. A^t oder A^p auf dem Hallux
12. Sandalenfurche

Abb. 17: „Phantom-Bild" der Palma und Planta beim Fragile-X-Syndrom (nach Rodewald et al., 1986).

Anlageträgerinnen im Vergleich zu Kontrollpersonen spiegelt sich auch in signifikant höheren Mittelwerten des Main-Line-Index (MLI; nach Cummins & Midlo, 1961) wider. Die a-b-Leistenzahl (a-b-RC) ist bei Fragile-X-Patienten und auch bei den Heterozygoten sowohl rechts als links signifikant niedriger als bei den Kontrollgruppen (Tab. 22).

Hautleistenmuster und Furchen der Fußsohle

Der Vergleich der plantaren Muster ergab signifikante Unterschiede für den Hallux-Bereich. Hier kommen signifikant häufiger tibiale und proximale Bögen (A^t, A^p) und seltener Distalschleifen (L^d) bei Fragile-X-Patienten als bei Kontrollen vor (Tab. 23). Auch im dritten und vierten Interdigitalraum treten signifikant mehr offene Felder (61,0% bzw. 89,1%) bei Fragile-X-Patienten auf als in der Kontrollgruppe (29,3% bzw. 79,6%).

Ein sehr auffälliges und typisches Merkmal beim Fragile-X-Syndrom ist das Vorkommen einer Sandalenfurche („hallucal crease") in mehr als 90% der Patienten (Tab. 24).

Zusammenfassung

Die Ergebnisse der Untersuchungen deuten darauf hin, daß insbesondere bei Fragile-X-Patienten, aber auch bei den heterozygoten Anlageträgerinnen, deutliche Abweichungen der qualitativen und quantitativen Hautleistenmerkmale der Handflächen und Fußsohlen im Vergleich zur Durchschnittsbevölkerung. vorkommen, die in Form eines „Phantombildes" in der Abbildung 17 dargestellt sind. Diese können als für das Fragile-X-Syndrom charakteristisch angesehen werden.

Anhand eines diskriminanzanalytischen Verfahrens wurde mit Hilfe eines LOG-SCORE-Index (mittels 10 Finger-, 22 Palmar- und 12 Plantarmerkmalen) eine sehr hohe Diskriminanz und Trennung zwischen den Fragile-X-Patienten (97,4%) und der männlichen Kontrollgruppe und zwischen der Gruppe der heterozygoten Anlageträgerinnen (93,5%) und der weiblichen Kontrollgruppe erzielt (Rodewald et al., 1986; Rodewald & Chopra, 1991).

Die Gesamtergebnisse der Dermatoglyphen-Studien zeigen, daß die Dermatoglyphen-Analyse einen Beitrag zur Vervollständigung des klinischen Bildes des Fragile-X-Syndroms

93

leistet, die auch für die klinische Diagnostik des Krankheitsbildes von Bedeutung sein könnte.

Danksagung: Den Kollegen, die mir die Hautleistenabdrücke der Fragile-X-Syndrom-Patienten überlassen haben, sei an dieser Stelle sehr herzlich gedankt: Frau Prof. Dr. Froster und Herrn Prof. Dr. Schwinger (Lübeck), Herrn Prof. Dr. Langenbeck (Frankfurt), Herrn Prof. Dr. Schinzel (Zürich), Frau PD Dr. Schmidt (Essen), Herrn PD Dr. Steinbach (Ulm), Herrn Dr. Veenema (Leiden), Herrn Dr. Wegner (Berlin), Frau Dr. Wirtz (München), Frau Dr. Zankl (Homburg) und Herrn Prof. Dr. Zankl (Kaiserslautern). Herrn Prof. Dr. Chopra danke ich für die statistische Auswertung der quantitativen Merkmale.

Spezieller Teil 2: Zelluläre Ursachen der Erkrankung

12

Zytogenetik des Fragile-X-Syndroms

Ursula G. Froster, Eberhard Schwinger

Die erste Beschreibung des zytogenetischen Phänomens eines „Fragile sites" am langen Arm des X-Chromosoms – im Deutschen am besten, aber weniger griffig, mit „brüchiger Stelle" (Schmidt & Passarge, 1981) übersetzt – erfolgte durch Lubs (1969). Bei zwei geistig behinderten Brüdern und deren weiblichen Familienmitgliedern konnte er diesen Marker nachweisen. In der Annahme einen Marker für das X-Chromosom gefunden zu haben, bezeichnete er dies als Marker-X-Chromosom (Abb. 18). Erst sieben Jahre später gelang es Sutherland (1977) nachzuweisen, daß die Darstellung dieser brüchigen Stelle am langen Arm des X-Chromosoms von der Zusammensetzung des Kulturmediums, das für die Anzüchtung der Zellen zur Chromosomenanalyse verwendet wird, abhängt. Diese Beobachtung ermöglichte die erste systematische Abgrenzung dieses Krankheitsbildes von anderen Formen unspezifischer geistiger Behinderung mit geschlechtsgebundenem Erbgang.

Besonderheiten des zytogenetischen Nachweises eines fragilen X-Chromosoms

Die technisch komplexe zytogenetische Untersuchung bei der Verdachtsdiagnose „Fragile-X-Syndrom" wird heute kaum noch Anwendung finden, da sie, verglichen mit der molekulargenetischen Diagnostik oder dem Nachweis des Proteins, sehr viel aufwendiger und unsicherer ist (Abb. 19). Insbesondere bei klinisch unauffälligen Anlageträgern und -trägerinnen erbringt die zytogenetische Untersuchung meist keine sicheren Ergebnisse. Für die Bestätigung der klinischen Verdachtsdiagnose „Fragile-X-Syndrom" ist sie daher heute nicht mehr von Bedeutung. Relevant ist sie noch im Rahmen von vergleichenden wissenschaftlichen Auswertungen molekulargenetischer und zytogenetischer Befunde. Berücksichtigt werden muß, daß insbesondere bei unauffälligen molekulargenetischen Befunden differentialdiagnostisch andere chromosomale Veränderungen als Ursache der mentalen Retardierung vorliegen können. Aus diesem Grunde sind auch heute noch in der Abklärung einer geistigen Behinderung zytogenetische Untersuchungen notwendig. Auch für das Verständnis der molekularen Struktur der Mutation sind die zytogenetischen Besonderheiten von Bedeutung, weshalb der zytogenetische Nachweis des Fragile-X-Syndroms im folgenden ausführlich behandelt wird.

Der Nachweis eines Fragile site im Bereich Xq27.3 ist in der der Regel nur möglich, wenn die Chromosomenanalyse unter Folsäure-

Tab. 25: Richtlinien zur Chromosomenanalyse des Fragile-X-Syndroms.

1.	Verwendung von zwei verschiedenen Induktionssystemen
2.	Keine alleinige Verwendung von folsäurearmen Medium
3.	Minimum von 100 analysierten Metaphasen bei männlichen, 150 Metaphasen bei weiblichen Patienten
4.	Analyse anhand gebänderter Chromosomendarstellung
5.	Bei Frequenzen < 3%: Wiederholung nach erneuter Blutentnahme; vorsichtige Interpretation (klinisches Bild, Familienanamnese)
6.	Verwendung einer einheitlichen Nomenklatur nach ISCN: 46, X, fra(X)(q27.3), X oder 46, fra(X)(q27.3), Y
7.	Standard-Chromosomenanalyse bei Patienten mit geistiger Behinderung

mangelbedingungen durchgeführt wurde. Diese speziellen Kulturbedingungen können z. B. dadurch erreicht werden, daß ein folsäurefreies Kulturmedium (TC 199) verwendet wird oder, daß dem Kulturmedium Folsäureantagonisten (Methotrexat oder 5-Fluorouracil) zugesetzt werden (Froster-Iskenius et al., 1982).

Die Bedeutung des Folsäuremangels für die Expression des zytogenetischen Markers wurde in zahlreichen Hypothesen erörtert. Geht man davon aus, daß Folsäure eine Rolle bei der Thymidinsynthese spielt und ein Mangel an Folsäure die Thymidinsynthese hemmt, könnte dies möglicherweise zu einer Behinderung der Faltung der DNA im Bereich der hochrepetitiven Trinukleotidsequenz bei der Kondensation zur Chromosomenstruktur führen.

Das fragile X-Chromosom kann in bis zu 50 % der Metaphasepräparate eines Erkrankten nachgewiesen werden. Schwierig sind Fragile-site-Expressionen in weniger als 3 % der Zellen zu bewerten. In diesen Fällen ist immer eine molekulargenetische Untersuchung zum Nachweis der Verlängerung des CGG-Repeats oder ein Proteinnachweis mit dem Antikörpertest durchzuführen (s. Kap. 14, 15). Der Nachweis von nur vereinzelten Zellen mit fragilem X-Chromosom sollte den Verdacht nahelegen, daß möglicherweise ein anderes Krankheitsbild aus der Gruppe der Fragile-X-Syndrome vorliegt (z. B. FRAXE). Diese sind

erst nach Aufklärung der molekularen Grundlagen der Erkrankung abgrenzbar geworden (Sutherland & Baker, 1992).

Diagnostisch sicher verwertbar ist dieser zytogenetische Nachweis eines fragilen Xq27.3 jedoch nur, wenn mindestens 3 % der Zellen eines Knaben die charakteristische Bruchstelle Xq27.3 aufweisen.

Interpretationsproblematik der zytogenetischen Methode

Von einer internationalen Arbeitsgruppe (Jacky et al., 1991) wurden Richtlinien zur zytogenetischen Diagnostik des Fragile-X-Syndroms aufgestellt, die in Tabelle 25 zusammengefaßt sind.

Negativ ist der Nachweis sowohl des zytogenetischen Markers als auch der molekulargenetischen Repeat-Verlängerung bei Patienten, die eine Deletion im FMR1-Gen aufweisen (Wöhrle et al., 1992).

Falsch positiv kann der zytogenetische Befund eines Fragile-X-Syndroms insbesondere bei niedrigen Frequenzen (2–3 % Expression) sein, da im Bereich Xq27/28 auch andere unspezifische Fragile sites auftreten können (Sutherland & Baker, 1992). Eines davon, das Fragile site bei Xq28 (FRAXE), geht ebenfalls mit einer klinisch bedeutenden geistigen

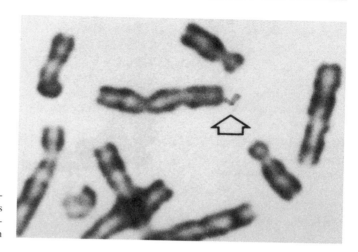

Abb. 18: Ausschnitt einer Metaphaseplatte; durch Pfeil gekennzeichnet ist das fragile X-Chromosom. Giemsa-Banden-Darstellung; Vergrößerung ca. 2000fach

Behinderung einher. Seine molekulare Struktur ist aufgeklärt (Knight et al., 1993).

Die von uns favorisierte Methode zum Nachweis des fragilen X-Chromosoms ist im folgenden wiedergegeben:

▶ Verwendete Substanzen: Chromosomenvollmedium (Gibco®), Methotrexat (Sigma®), Colcemid (10 µg/ml, Gibco®)

▶ Chromosomenvollmedium 1a, 2 ml

▶ Zugabe von 0,3 ml Venenblut

▶ Kulturdauer von 48 Stunden bei 37° C

▶ Nach 48 Stunden: Zugabe von Methotrexat (MTX)® in einer Endkonzentration von 0,05 bis 5 µg/ml unter sterilen Bedingungen.

▶ Nach insgesamt 70 Stunden Kulturdauer: Zugabe von 0,02 ml Colcemid.

▶ Die Aufarbeitung der Kultur erfolgt in üblicher Weise nach insgesamt 72 Stunden

Die Auswertung der Metaphaseplatten sollte immer an gebänderten Chromosomen durchgeführt werden. Wir (Schwinger & Froster-Iskenius, 1984) haben vorzugsweise eine Auswertung an *Giemsa-gebänderten Präparaten* durchgeführt, die nach der 2 x SSC-Methode behandelt wurden.

Die Auswertung kann auch an Quinacrin-Mustard-gefärbten oder Acridinorange-gefärbten Metaphaseplatten erfolgen (Abb. 20).

Giemsa-Bänderung: Die Chromosomen werden mit dem Farbstoff Giemsa gefärbt. Durch eine spezielle Vorbehandlung wird ein charakteristisches Bandenmuster erzeugt, das die Zuordnung der Chromosomen zu den jeweiligen Chromosomenpaaren erlaubt.

Wurde der Kultur Bromdesoxyuridin zugefügt (BudR; Thymidinanalogon), ist die brüchige Stelle am X-Chromosom besonders deutlich zu erkennen. Gleichzeitig kann in diesen Präparaten, bei Kulturen weiblicher Personen, auch eine Unterscheidung zwischen aktivem und inaktivem X-Chromosom erfolgen (Paul et al., 1984).

Die Verwendung der Bänderungstechnik zur Auswertung der Metaphasepräparate erscheint wesentlich, da es auch an Autosomen brüchige Stellen gibt, die in durchgefärbten, ungebänderten Präparaten nicht unterschieden werden können.

Für die Diagnostik bei weiblichen oder männlichen klinisch unauffälligen Anlageträgern ist die zytogenetische Untersuchung wenig geeig-

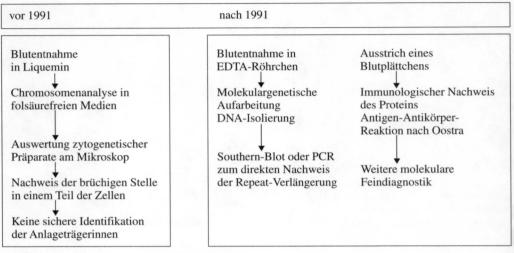

Abb. 19: Diagnostischer Weg beim Fragile-X-Syndrom.

net, da die Frequenzen der brüchigen Stelle niedrig sind. Häufig wird eine brüchige Stelle bei Xq27.3 auch bei vorhandenem Gendefekt gar nicht oder in weniger als 1 % der Zellen exprimiert.

Besonderheiten der zytogenetischen Fragile-X-Expression bei Heterozygoten

Die zytogenetische Expression des Fragile sites Xq27.3 bei Heterozygoten (weiblichen Anlageträgerinnen) ist meist sehr niedrig. Dies war zunächst nicht erklärbar. Heute weiß man, daß Trägerinnen einer kleinen Prämutation mit einer geringen Repeatvermehrung zytogenetisch unauffällig sind und erst bei einer großen Prämutation bzw. einer Vollmutation auch zytogenetisch der Marker nachgewiesen werden kann. Bei Heterozygoten waren daher fraXq27.3-Expressionen in weniger als 2 % der Zellen nicht selten, so daß die zytogenetische Untersuchung zum Nachweis eines Trägerinnenstatus und zur Risikoabschätzung wenig bis gar nicht geeignet war.

Nach der Lyon-Hypothese (benannt nach Dr. Mary Lyon) wird eines der beiden X-Chromosomen im Verlauf der embryonalen Entwicklung inaktiviert. Untersuchungen zum Inaktivierungsmuster der X-Chromosomen bei Heterozytogen mit Fragile-X-Syndrom ergaben Hinweise, daß bei normal begabten Anlageträgerinnen das X-Chromosom mit der brüchigen Stelle vorzugsweise inaktiviert wurde, während bei Heterozygoten mit einer Minderbegabung vorzugsweise das normale X-Chromosom inaktiviert wird (Howell & McDermott, 1984; Froster-Iskenius et al., 1982; Paul et al., 1984). Diese zytogenetische Beobachtung einer Korrelation zwischen dem Intelligenzquotienten und dem X-Inaktivierungsmuster des fragilen X-Chromosoms ist kürzlich durch molekulargenetische Untersuchungen bestätigt worden (de Vries et al., 1996).

Feinstruktur der brüchigen Stelle

Mit verschiedenen Techniken hat man versucht, die Ereignisse, die zu einer brüchigen

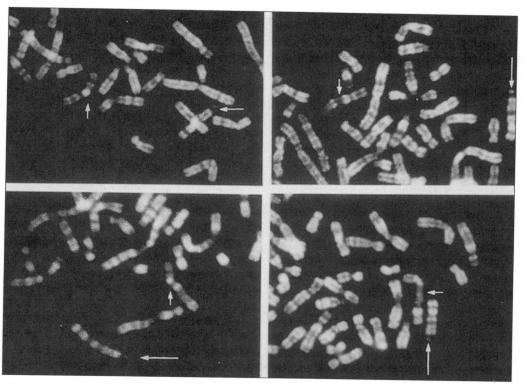

Abb. 20: Fragile X-Chromosomen in Ausschnitten aus vier Metaphaseplatten nach Acridinorange-Färbung. Vergrößerung ca. 2000fach.

Stelle am Chromosom führen, besser darzustellen. Von besonderem Interesse war dabei vor allem die Darstellung der Packung der DNA an dieser Stelle. Lichtmikroskopische Techniken ermöglichen nur eine Vergrößerung auf das ca. 2000fache; höhere Auflösungen bieten z. B. Techniken der Elektronenmikroskopie oder des Scanning Force Microscopes (SFM), die eine Vergrößerung auf bis zu 500.000fach erlauben. Diese Techniken setzen eine besondere Behandlung der Zellen und einen erheblichen technischen Aufwand voraus.

Es wurden elektronenmikroskopische Darstellungen des fragilen X-Chromosoms durchgeführt (Harrison et al., 1983 a, 1983 b). Sie ergaben zwar eine höhere Auflösung der brüchigen Stelle am langen Arm des X-Chromosoms und exaktere Lokalisation bei Xq27.3, jedoch keine Aufklärung über die entsprechende Veränderung des Chromatids in diesem Bereich. Das Fragile site erschien als Lücke in einem der beiden Schwesterchromatiden des X-Chromosoms.

Eine andere Form der höheren physikalischen Auflösung des Fragile site im X-Chromosom mit Hilfe des Scanning Force Microscopes wurde kürzlich durchgeführt (Hämmerle et al., 1995). Hierbei konnte eine Abflachung des DNA-Profils im Bereich des Isochromatids nachgewiesen werden, was für eine Verdünnung der DNA in diesem Bereich spricht. Der genaue Packungsdefekt konnte jedoch auch durch diese Technik nicht näher erkannt werden.

Brüche und brüchige Stellen an weiteren Chromosomen

Brüche an Autosomen und Gonosomen sind als unspezifische Phänomene nach mutagener Belastung, z. B. nach Einfluß von ionisierenden Strahlen bekannt. Sie finden in Tests zum Nachweis von Belastung nach Mutagenen in vivo und in vitro Anwendung (Hoffmann et al., 1991). Diese Brüche sind willkürlich über die Chromosomen verteilt, lediglich für Mitomycin findet sich eine bevorzugte Lokalisation in den heterochromatischen Abschnitten (Gebhart, 1977).

Im Unterschied dazu sind brüchige Stellen mit relativer Konstanz auf bestimmten Chromosomen bzw. Chromosomenregionen lokalisiert. Sie treten in bestimmter Häufigkeit an den untersuchten Zellen auf, zeigen eine spezifische Ansprechbarkeit auf induzierende Substanzen und sind unabhängig von klassischen Chromosomenbrüchen an dem jeweiligen Chromosom.

Ein solches Fragile site liegt vor, wenn in einer Zellkultur, meist unter speziellen Kulturbedingungen, in einem Teil der Metaphaseplatten an einer bestimmten Chromosomenstelle eine Diskontinuität der Chromatiden lichtmikroskopisch gesehen werden kann. Dabei bleibt die räumliche Beziehung der proximalen und distalen Chromatidanteile erhalten, gelegentlich ist schwach anfärbbares chromosomales Material zwischen den Bruchenden sichtbar.

Fragile sites sind an verschiedenen Autosomen beschrieben, so z. B. an definierten Punkten der Chromosomen 2, 6, 7, 9, 10, 11, 16 und 20 (Howard-Peebles & Howell, 1981; Shabtai et al., 1980). Einige dieser Fragile sites werden vererbt, so beispielsweise das Fragile site am Chromosom 16, womit allerdings keine klinische Symptomatik einherzugehen scheint (Sutherland et al., 1982).

Ein weiteres erbliches Fragile site wurde am Chromosom 3 beschrieben (Wegner, 1983). Molekulargenetische Untersuchungen des Fragile site am Chromosom 16 (FRA16A) haben ergeben, daß auch dieses Fragile site auf einer Amplifikation eines CGG-Repeats beruht, die allerdings mit Wiederholungen von bis zu 2000 CGG-Abschnitten größer sein kann als das fragile Xq27.3.

13

Einführung in die Molekulargenetik

Iris Jahnke

Die Aufklärung der dreidimensionalen Struktur der Desoxyribonukleinsäure durch James Watson und Francis Crick im Jahre 1953 setzte das Signal für eine Technologie, deren Bedeutung dem Umfang der Entwicklung des Mikrochips vergleichbar ist. Vierzig Jahre nach dieser Entdeckung ist die moderne Molekulargenetik in der Lage, das menschliche Genom zu analysieren und Gendefekte zu erkennen.

Aufbau der DNA

DNS (engl. DNA) ist die Abkürzung für Desoxyribonukleinsäure, deren Grundsubstanz aus den für die genetische Untersuchung wichtigen vier Bausteinen Adenosin (A), Thymidin (T), Guanosin (G) und Cytidin (C) besteht. Im Adenosin ist die Base Adenin mit dem Zucker Desoxyribose sowie einem Phosphatrest verknüpft, entsprechendes gilt für die anderen drei Bausteine. Ein DNA-Strang setzt sich aus einer linearen Abfolge dieser vier Bausteine zusammen. In der DNA sind nun zwei gegenläufige Stränge über komplementäre Basenpaarung miteinander verdrillt (Abb. 21). Komplementär bedeutet, daß jeweils zwei gegenüberliegende Basen ein Paar bilden, wobei sich nur Adenosin und Thymidin, bzw. Guanosin und Cytidin zusammenlagern

können. Die Aufeinanderfolge der vier Basen in dem DNA-Strang legt die Erbinformation fest.

Weitergabe der Erbinformation bei der Zellteilung

Damit die Erbinformation nach der Zellteilung in beiden Tochterzellen in gleicher Weise vorhanden ist, muß die DNA vorher verdoppelt werden. Diesen Vorgang bezeichnet man als „Replikation". Dafür wird der DNA-Doppelstrang wie ein Reißverschluß gespalten. An die frei werdenden „Zähne" legen sich nach und nach die neuen, komplementären Basen an und werden zu einem Strang verbunden, der genauso wie der ursprüngliche, abgetrennte Strang aufgebaut ist. Die Replikation der DNA wird von einer Vielzahl von Eiweißen unterstützt, die dabei katalytisch, also beschleunigend, in den Prozeß eingreifen. Von großer Bedeutung ist hierbei die DNA-Polymerase, ein Enzym, das DNA-Stücke miteinander verknüpft.

Übersetzung der DNA in Protein

Die DNA ist in einer Zelle nur im Zellkern vorhanden, wie in einem Tresor verwahrt. Zur

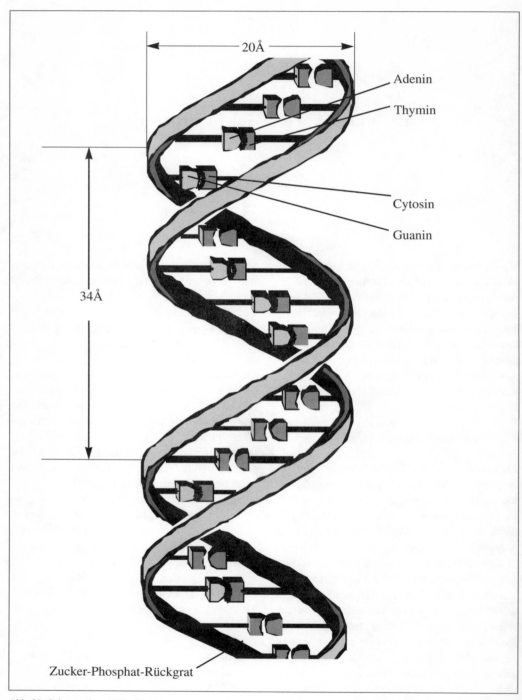

Abb. 21: Schema eines DNA-Strangs.

Übersetzung der dort gespeicherten Informationen schreibt die Zelle davon eine Arbeitskopie. Den Vorgang nennt man „Transkription". Diese Kopie besteht nicht aus Desoxyribonukleinsäuren, sondern aus Ribonukleinsäuren (RNS bzw. engl. RNA abgekürzt). Ebenso wie bei der DNA kommen die Basen Adenosin (A), Guanosin (G) und Cytidin (C) vor. Dagegen wird die Base Thymidin (T) bei der RNA durch die Base Uracil (U) ersetzt. Ein RNA-Stück liegt immer einsträngig vor. In ihrer Aufgabe als ein Bote (engl. messenger) wandert sie aus dem Kern in das Zellplasma, weshalb sie als mRNA bezeichnet wird.

Im Zellplasma lagert sich die mRNA mit Ribosomen zusammen. In einem Prozeß, den man als „Translation" (Übersetzung) bezeichnet, werden jeweils drei Basen dieser mRNA in eine Aminosäure übersetzt. Aminosäuren bilden den Grundbestandteil der körpereigenen Eiweiße. Es gibt 20 verschiedene Aminosäuren, aus denen alle körpereigenen Eiweiße aufgebaut werden. Jede dieser Aminosäuren wird auf DNA-Ebene von zwei oder mehreren Basentripletts, d. h. Dreierkombinationen der Nukleinbasen, verschlüsselt (genetischer Code). Vereinfacht dargestellt wird ein Eiweiß, das beispielsweise aus 1000 Aminosäuren besteht, in der DNA von 3000 Basen, also von 1000 Basentripletts, kodiert. Die 3000 Basen, die die Bauanleitung für dieses Eiweiß beinhalten, bezeichnet man als ein „Gen". Daneben gibt es in der DNA auch Abschnitte, die nicht in ein Eiweiß übersetzt werden, sondern andere Aufgaben haben. An dieser Stelle sei auf Lehrbücher der Humangenetik verwiesen.

„Schneiden" der DNA

Die Zytogenetik untersucht zahlenmäßig und grobstrukturell ganze Chromosomen und wendet dafür spezielle Kulturverfahren an. Im Gegensatz dazu wird in der Molekulargenetik die DNA, die z. B. aus einer Blutprobe gewonnen werden kann, in kleinere Teile zerschnitten. An Stücken von Kilobasenpaar-Größe (d. h. Tausende von Basenpaaren in einem Strang) werden die weiterführenden Untersuchungen vorgenommen.

Die „Scheren" der Molekulargenetik sind die Restriktionsendonukleasen, die zur Gruppe der Enzyme gehören. Sie werden aus Bakterien gewonnen und „erkennen" jeweils einen bestimmten DNA-Abschnitt als den für sie passenden Bindungsort, dort zerschneiden sie den DNA-Doppelstrang.

Sie werden nach dem Bakterium, aus dem sie stammen, benannt, z. B. EcoRI aus Escherichia coli. Dieses Restriktionsenzym EcoRI schneidet den DNA-Strang immer dort, wo die Basenfolge „G–AATTC" erscheint (der Strich bedeutet, daß an dieser Stelle geschnitten wird). Jedes Restriktionsenzym hat sein eigenes Erkennungsmuster, dies wird in der Molekulargenetik ausgenutzt: Je nach gewünschter Schnittstelle wird das entsprechende Restriktionsenzym eingesetzt.

Nach dem „Schneiden" (auch als Verdau bezeichnet) erhält man DNA-Teilstücke von unterschiedlicher Größe. Das liegt daran, daß die charakteristische, zum Schnitt führende DNA-Folge nicht in gleichem Abstand wiederkehrt, sondern völlig unregelmäßig im Genom auftritt.

Auftrennung der DNA in der Elektrophorese

Nicht nur die ungleichen Größen der DNA-Teilstücke, sondern auch deren elektrische Ladungen sind nun die Voraussetzung für eine erfolgreiche Auftrennung der einzelnen DNA-Stücke durch eine Elektrophorese. Desoxyribonukleinsäuren sind in einer Lösung mit alkalischem pH-Wert verschieden stark elektrisch negativ geladen. Legt man eine elektrische Spannung an, so bewegen sich die DNA-Stücke je nach Molekülgröße mit unterschiedlicher Geschwindigkeit zum Pluspol des elektrischen Feldes. Dieses Wanderungsverhalten von geladenen Teilchen im elektrischen Feld bezeichnet man als Elektrophorese. In der Praxis wird diese Auftrennung nicht in einer Flüssigkeit durchgeführt, sondern in einem Gel. Das hat den Vorteil, daß die DNA-Fragmente nach Abschalten der Spannung an ihrem Ort bleiben und sich nicht sofort wieder vermischen.

Southern Blot

In dem Gel selbst können die notwendigen Reaktionen, die zur Erkennung der gesuchten DNA-Abschnitte führen, nicht stattfinden. Deshalb ist nach Möglichkeiten gesucht worden, die DNA in anderer Weise zu fixieren. Die Überführung von DNA-Fragmenten aus einem Gel auf einen weiteren Träger wird als Transfer bezeichnet. Dies ist notwendig, um eine radioaktive Markierung durchzuführen, die auf dem relativ weichen Agarosegel nicht erfolgen kann.

Der Transfer von DNA wird nach seinem Erfinder Dr. E. M. Southern, der diese Methode 1975 veröffentlichte, Southern Blot oder Southern Transfer genannt.

Nachdem die DNA-Fragmente in einem Gel elektrophoretisch getrennt worden sind, muß dieses Gel noch weiter behandelt werden, damit die DNA-Fragmente anschließend transferiert werden können. Diese Verfahren nennt man Denaturierung und Neutralisierung.

Die für den Transfer notwendige Apparatur wird folgendermaßen aufgebaut: In eine Schale wird ein Glasblock oder eine andere „Brücke" gestellt, die von Pufferlösung umgeben ist und so eine Insel bildet. Auf diese Insel wird ein mit Pufferlösung angefeuchtetes Stück Papier gelegt, das auf gegenüberliegenden Seiten in die Flüssigkeit hineinreicht.

Auf dieses feuchte Papier schichtet man zuerst das vorbereitete Gel und darauf den exakt auf Gelgröße zugeschnittenen Filter, der aus Nitrozellulose oder positiv geladener Nylonmembran besteht. Über den Filter werden trockene Papierschichten gegeben, die insgesamt eine Höhe von mehreren Zentimetern erreichen und alle auf Gelgröße zugeschnitten sind. Den Stapel beschwert man mit einem Gewicht, welches für einen gleichmäßigen Kontakt der verschiedenen Lagen untereinander sorgt. Das Gewicht darf jedoch nicht so schwer sein, daß es das Gel zerdrückt (Abb. 22).

Die Pufferlösung wird vom Papier aus der Schale hochgesaugt und wandert durch das Gel in den Filter. Der Filter hält die DNA-Stücke fest. Die Papierschichten oberhalb des Filters saugen die überschüssige Flüssigkeit auf. Der Transport der DNA erfolgt also mit Hilfe der Kapillarkräfte.

Man erhält auf dem Filter das genaue Abbild des Gels. Der Filter mit den DNA-Stücken wird bei 80 °C oder UV-Licht-Bestrahlung fixiert und kann anschließend weiterverarbeitet werden.

Markierung der gesuchten DNA-Stücke

Das auf diese Weise hergestellte Filter kann man mit einem einsträngigen Marker, der aus der komplementären Abfolge der gesuchten DNA auf dem Filter besteht und als DNA-Sonde bezeichnet wird, in Kontakt bringen. Von dieser Sonde wird zuvor eine Base, meist das Cytosin, mit ^{32}Phosphor radioaktiv markiert. Die einsträngige Sonde und die einsträngige DNA auf dem Filter binden an den zueinander komplementären Stellen aneinander.

Indem man den Filter auf einen Röntgenfilm legt, können die radioaktiv strahlenden Stellen auf dem Filter sichtbar gemacht werden. Dieser Film wird in einer lichtundurchlässigen, verschlossenen Kassette einige Zeit gelagert.

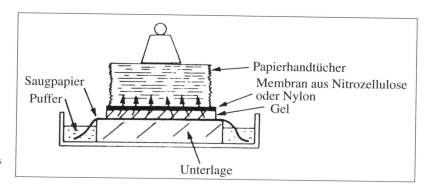

Saugpapier
Puffer

Papierhandtücher
Membran aus Nitrozellulose oder Nylon
Gel

Unterlage

Abb. 22: Prinzip des Southern Transfers.

So wird langsam durch die radioaktiven Strahlen genau an den Stellen belichtet, wo sich die als „Banden" bezeichneten DNA-Streifen befinden, die DNA-Abschnitte enthalten, die zur Sonde komplementär sind. Der belichtete Film wird entwickelt und kann schließlich ausgewertet werden. Der Gesamtvorgang dauert mehrere Tage.

Indirekte molekulargenetische Diagnostik

Eine direkte DNA-Diagnostik, wie sie oben beschrieben wurde, kann nur durchgeführt werden, wenn das Gen und die Mutation bekannt sind. In der Zeit vor Entdeckung und Sequenzierung eines Gens, z. B. des FMR1-Gens, bleibt keine andere Möglichkeit, als einen bekannten Genabschnitt, der idealerweise in der direkten Nähe des gesuchten Gens liegt, als molekulare Sonde zur Markierung zu benutzen. Diese Form der molekulargenetischen Diagnostik bezeichnet man als indirekte Diagnostik (Abb. 23). Dabei ist das gesuchte Gen oder die Mutation nicht bekannt. Es handelt sich damit um eine Kopplungsuntersuchung.

Für die indirekte DNA-Diagnostik macht man sich die Existenz von molekulargenetischen Polymorphismen zunutze: Die DNA zeigt Variationen in Basenabschnitten, die nicht in Proteine übersetzt werden. Diese Polymor-

phismen führen zu unterschiedlichen Schnittstellen der Restriktionsenzyme. Wenn sie unterschiedliche Muster für die beiden Chromosomen eines Individuums zeigen, nennt man sie informativ. Die Untersuchung mit Hilfe von Sonden funktioniert nur dann, wenn in der zu untersuchenden Familie verschiedene Polymorphismen für einen Genabschnitt existieren. Andernfalls ist nicht zu unterscheiden, welchen DNA-Abschnitt ein Kind von dem jeweiligen Elternteil geerbt hat.

Sind die Muster beider Elternteile für den angewendeten Marker nicht zu unterscheiden (nicht informativ), bleibt nur das Ausweichen auf andere Sonden, für die dann hoffentlich ein unterscheidbares Muster besteht. Im ungünstigsten Fall läßt sich eine Familie mit indirekter DNA-Diagnostik nicht untersuchen.

Bei der indirekten DNA-Diagnostik besteht außerdem das Risiko einer Rekombination (DNA-Austausch zwischen zwei Chromosomen). Durch die Zellteilung kann eine Trennung von DNA-Polymorphismus und gesuchtem Gen stattfinden. Der DNA-Polymorphismus und das zu untersuchende Gen sind dann auf verschiedenen Chromosomen lokalisiert.

PCR-Diagnostik

Im Jahr 1984 erfand K. B. Mullis die Methode der Polymerase-Kettenreaktion (engl. poly-

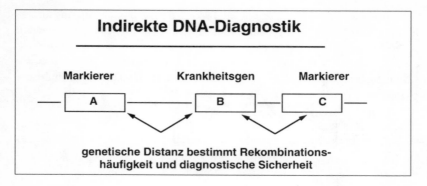

Indirekte DNA-Diagnostik

Markierer   Krankheitsgen   Markierer

A   B   C

genetische Distanz bestimmt Rekombinations-
häufigkeit und diagnostische Sicherheit

Abb. 23: Prinzip der indirekten DNA-Diagnostik.

merase chain reaction, PCR), wofür er 1993 mit dem Nobelpreis ausgezeichnet wurde. Mit Hilfe der Polymerase-Kettenreaktion ist es möglich, bestimmte DNA-Abschnitte wesentlich schneller und einfacher zu untersuchen als mit den bisher geschilderten Verfahren. Die gesuchten DNA-Abschnitte können mittels PCR in großer Menge hergestellt werden.

Ausgehend von der Template-DNA (dieser Ausdruck bezeichnet das DNA-Stück, das vervielfältigt werden soll) benötigt man für die Durchführung der PCR zwei DNA-Oligonukleotide, auch „Primer" genannt. Sie haben etwa eine Länge von 20 bis 40 Basenpaaren und zeigen jeweils zu einem der beiden Stränge der zu vervielfältigenden DNA den entgegengesetzten, also komplementären, Aufbau. So können diese Primer mit der komplementären DNA-Stelle hybridisieren. Unter Hybridisierung versteht man das Zusammenbringen von DNA-Stücken unterschiedlicher Herkunft, die eine komplementäre Anordnung der Basenketten besitzen und sich während der Renaturierung aneinander binden. Die Primer sind so zusammengesetzt, daß sie den Anfang und das Ende des DNA-Stückes markieren, das amplifiziert (vermehrt) werden soll. Weiter ist es erforderlich, daß sich genügend DNA-Bausteine, also dATP, dCTP, dGTP und dTTP im Untersuchungsansatz befinden, um die neuen DNA-Stränge zu bilden. Damit die Bausteine einen Strang ergeben, ist die Anwesenheit einer hitze-

stabilen DNA-Polymerase nötig, deren Aufgabe es ist, die einzelnen Bestandteile des DNA-Abschnittes zu verbinden.

Verlauf der Polymerase-Kettenreaktion

Die PCR läuft in drei Phasen ab, die etwas genauer betrachtet werden sollen: In der ersten Phase, der DNA-Denaturierung, werden die Doppelstränge durch Erhitzen auf 95 °C voneinander getrennt, die Verbindung zwischen den beiden Strängen wird so gelöst. In der zweiten Phase wird der Ansatz abgekühlt. Diese Abkühlung führt dazu, daß die beiden Primer komplementär an die voneinander getrennten DNA-Stränge binden. Durch Bindung der beiden Primer, die im Vergleich zur Template-DNA im Überschuß vorliegen, wird eine erneute Zusammenlagerung der DNA-Stränge verhindert. Die Abkühlungstemperatur ist abhängig von der Länge der Primer und wird auch Hybridisierungstemperatur genannt. In der dritten Phase wird der Reaktionsansatz auf 72 °C erhitzt, um die hitzestabile DNA-Polymerase zu aktivieren. Das Enzym (DNA-Polymerase) lagert sich an die freien Enden des Primers an und bildet in einer sog. Polymerisationsreaktion den zwischen den Primern fehlenden DNA-Abschnitt aus den im Ansatz vorhandenen DNA-Bausteinen.

Ein Zyklus einer PCR besteht also aus einem Denaturierungs-, einem Hybridisierungs- und einem Polymerisationsschritt. Ein solcher Zyklus wird 30- bis 40mal wiederholt. Dadurch wird eine Amplifikation oder Verstärkung der Ausgangs-DNA erreicht. Unter optimalen Bedingungen wird in jedem Zyklus die Menge der Template-DNA verdoppelt. Geht man von einem doppelsträngigen DNA-Abschnitt zu Beginn der Reaktion aus, so liegen am Ende des ersten Zyklus zwei doppelsträngige DNA-Sequenzen vor. Nach dem zweiten Zyklus erhält man theoretisch 4, in den weiteren 8, 16, 32, 64 usw. identische DNA-Abschnitte. Am Ende von 40 Zyklen liegt im Ansatz also ein Vielfaches der Ausgangs-DNA vor.

Untersuchung des PCR-Produkts

Das PCR-Produkt, also das Stück vermehrte DNA, wird auf ein Polyacrylamidgel aufgetragen und die Elektrophorese wie oben beschrieben durchgeführt. Damit werden die PCR-Produkte aufgetrennt. Der Transfer der DNA auf die Filtermembran und die Fixierung der DNA auf dem Filter erfolgt ebenfalls wie oben geschildert. Anschließend wird das radioaktiv markierte Oligonukleotid als Sonde zugesetzt. Dieses Oligonukleotid bindet an komplementäre DNA-Stücke auf dem Filter; die radioaktive Strahlung wird genutzt, um einen Film an den entsprechenden Stellen zu schwärzen (s. o.). Die komplette Untersuchung benötigt im Idealfall, d. h. in einem Labor, in dem alle beschriebenen Methoden routinemäßig durchgeführt werden, einige Tage.

Anwendung beim Fragile-X-Syndrom

Vor der Identifizierung des FMR1-Gens konnten molekulargenetische Untersuchungen nur auf indirekte Weise als Kopplungsuntersuchungen durchgeführt werden. Das Gen und die Mutation waren nicht bekannt. Deshalb versuchte man mit Hilfe von DNA-Polymorphismen aus dem Bereich Xq27/28 die Weitergaben dieser Genabschnitte innerhalb einer Familie aufzuklären (Abb. 23). Sowohl gesunde als auch erkrankte Familienmitglieder wurden untersucht, um die Weitergabe der Marker, die mit der Genveränderung einhergehen, zu identifizieren. Trotz der aufwendigen Untersuchung blieb eine Restunsicherheit der Kopplungsuntersuchung bestehen.

Seit 1991 ist die Probe StB12.3 (Oberlé et al., 1991) identifiziert, durch die eine Verlängerung der CGG-Wiederholungen vor dem FMR1-Gen sichtbar gemacht werden kann. Die genetisch veränderte Region wird damit direkt nachgewiesen und die bis dahin verwendeten gekoppelten Sonden in der Nähe des FMR1-Gens wurden entbehrlich. Da direkt die Mutation nachweisbar ist, kann auf eine aufwendige Untersuchung von Familienmitgliedern mit gekoppelten Markern verzichtet werden.

Besonderheit der DNA-Mutation beim Fragile-X-Syndrom

Die Art der Veränderung des Erbmaterials kann verschiedene Ursachen haben. Die klassischen Mutationsformen sind:
- Punktmutationen: Veränderungen einzelner DNA-Basenpaare (z. B. Adenosin statt Guanin)
- Deletionen oder Insertionen: fehlende oder zusätzliche Basenpaare
- Translokationen: Umbauten in der Reihenfolge der DNA-Ketten, DNA-Stücke werden auf einem anderen Chromosom gefunden
- Inversionen: ein DNA-Stück eines Chromosoms wird um die eigene Achse gedreht
- Aneuploidien: ein Chromosom fehlt ganz oder ist mehrmals vorhanden (z. B. Down-

Syndrom, Trisomie 21, dreifaches Vorhandensein des Chromosom 21)

Diese Veränderungen werden meist stabil von einer Generation zur nächsten weitergegeben. Die Mutationsform des Fragile-X-Syndroms dagegen wird nicht stabil vererbt, sondern unterliegt Veränderungen innerhalb einer Familie von einer Generation zur nächsten. Sie kann also auch bei Geschwistern in verschiedenen Formen vorliegen. Von einer Generation zur nächsten kann eine Verlängerung des CGG-Repeats erfolgen. Eine kurze CGG-Strecke (Prämutation) kann sich mehrfach verlängern und so zu einer Vollmutation werden. Damit geht die Erkrankung vom Stadium des klinisch Unauffälligen zum klinisch Auffälligen über. Die Erkrankung „verschlimmert" sich von Generation zu Generation. Dies bezeichnet man als genetische Antizipation.

Die Ursache dieser Mutationsform sind Wiederholungen von jeweils drei Nukleotiden, dem CGG-Trinukleotid: Sie wird als dynamische oder instabile Mutation bezeichnet werden (s. Kap. 14). Eine Verlängerung dieser Trinukleotid-Repeats über eine kritische Grenze hinaus führt dazu, daß das folgende Gen nicht mehr abgelesen wird und damit nicht in mRNA umgesetzt wird.

14

Molekularbiologische Diagnostik des Fragile-X-Syndroms

Martin Hergersberg

Seit der Isolierung des X-chromosomalen FMR1-Gens (Fragile X Mental Retardation) im Jahr 1991 und der Charakterisierung der Mutation, die zum Syndrom der geistigen Behinderung beim Fragile-X-Syndrom führt, hat die molekularbiologische Diagnostik die zytogenetische Diagnostik nahezu vollständig ersetzt. Seither ist die Differentialdiagnose des Fragile-X-Syndroms zu einer der häufigsten Indikationen zur Durchführung einer molekularbiologischen Untersuchung geworden. Allerdings wird nur bei einem geringen Teil der Tests das Fragile-X-Syndrom molekulargenetisch bestätigt. In diesem Kapitel wird die charakteristische, dem Fragile-X-Syndrom zugrundeliegende Genmutation und vor allem ihr diagnostischer Nachweis erläutert (s. a. Kap. 12, 15).

Genmutation beim Fragile-X-Syndrom

Das FMR1-Gen enthält die Erbinformation für ein wichtiges RNA-bindendes Protein. Die charakteristische Genmutation beim Fragile-X-Syndrom führt zu einer verminderten oder fehlenden Umschreibung des FMR1-Gens in Boten-RNA (mRNA). Ohne Boten-RNA kann das vom FMR1-Gen kodierte FMR1-Protein nicht gebildet werden. Das Fehlen dieses Proteins führt zur geistigen Behinderung und den anderen Symptomen des Fragile-X-Syndroms.

Die Mutation, die das Umschreiben der DNA in RNA verhindert, gehört zu einer neuen Mutationsform, den Triplettexpansionen (Trinukleotid-Repeat-Verlängerung, d. h. Vervielfachung von Dreiergruppen der DNA-Bausteine). Bei dieser Veränderung der DNA ist eine bestimmte Reihe identischer Basentripletts im Erbmaterial des Patienten stark verlängert (Abb. 24). Im Fall des FMR1-Gens handelt es sich um eine Reihe von CGG-Tripletts, dem auf dem gegenüberliegenden DNA-Strang eine Reihe von CCG-Tripletts entspricht. Diese werden Triplettwiederholungen bzw. Triplett-Repeats genannt. Die CGG-Triplett-Repeats liegen im FMR1-Gen am Anfang der in Boten-RNA übersetzten Sequenz. Sie befinden sich jedoch noch außerhalb der DNA-Sequenz, die in Protein übersetzt wird: Man spricht daher bei dieser am 5'-Ende der Boten-RNA liegenden Sequenz von einer 5'-nichtübersetzten Region (Abb. 24). Bei nichtbetroffenen Personen enthält diese DNA-Sequenz 10 bis 55 Wiederholungen des CGG-Tripletts, dies entspricht

30 bis 165 Basenpaaren. Das bei den bisher untersuchten Populationen häufigste Allel ist 30 Triplets (90 Basenpaare) lang. Bei Patienten mit Fragile-X-Syndrom ist die Anzahl der CGG-Triplets auf 200 bis weit über 1000 erhöht. Diese Expansion entspricht einer Länge des Repeats von 600 bis 3000 Basenpaaren. Sie zieht eine Cytosin-Methylierung in der Triplett-Repeat-Sequenz und in den umliegenden DNA-Sequenzen nach sich.

Die Veränderung von Cytosin-Basen in der DNA in den Dinukleotiden 5'-CG-3' durch eine Methylgruppe ist eine enzymatisch katalysierte Modifikation von DNA, die bei den meisten Organismen bekannt ist. Die Cytosin-Methylierung ist ein physiologischer Mechanismus der Transkriptionsregulierung: Die Methylierung einer größeren Anzahl von Cytosinen in einer Promotor-Sequenz ist mit einer Reduktion oder einem völligen Stop der Transkription des Gens verbunden. Die Cytosin-Methylierung der DNA am Transkriptionsstart des FMR1-Gens führt demzufolge zu einem Stop der FMR1-Genexpression und damit zu einem Fehlen des FMR1-Proteins (Abb. 24). Die Bedeutung der DNA-Methylierung beim Fragile-X-Syndrom basiert auf der Beobachtung, daß asymptomatische Probanden mit einer CGG-Triplett-Expansion von weit über 200 CGG-Triplett-Repeats beschrieben worden sind, deren DNA jedoch im Bereich des FMR1-Genpromotors nicht methyliert war (Smeets et al., 1995).

Daß der Mangel an FMR1-Protein die Ursache des Fragile-X-Syndroms darstellt, wurde durch die Beschreibung von Patienten bestätigt, die Deletionen im FMR1-Gen geerbt haben, die ebenfalls zu einer Störung der FMR1-Genexpression führten (Wöhrle et al., 1992). Die beschriebene Mutation (Triplettexpansion plus Promotor-Methylierung) bildet jedoch in über 99 % aller untersuchten Fragile-X-Syndrom-Patienten die Grundlage der Erkrankung. Ihre Identifikation beruht heute auf der molekularbiologische Diagnose.

Vererbung der FMR1-Genmutation

Die Unterscheidung zwischen nicht mutiertem und mutiertem Gen stellt im Unterschied zu den meisten Erbkrankheiten eine unzulässige Vereinfachung dar. Schon aus der Stammbaumanalyse von Familien mit Fragile-X-Syndrom ist das Phänomen der nichtsymptomatischen, jedoch den Gendefekt übertragenden Männer (normal transmitting males, NTM), bekannt: Alle Töchter dieser klinisch gesunden Männer sind Anlageträgerinnen für die Erkrankung und viele dieser Frauen haben erkrankte Kinder. Bei einem in klassischer Weise X-chromosomal vererbten Syndrom sind weibliche Anlageträgerinnen klinisch gesund. Nicht erkrankte männliche Überträger stellten jedoch eine Überraschung dar; dies wurde nach der Erstbeschreiberin Stephanie Sherman als „Sherman-Paradox" (s. a. Abb. 16) benannt. Dieses Paradox konnte molekularbiologisch nach der Identifizierung des FMR1-Gens und der pathogenen Triplettexpansion geklärt werden: Sowohl NTM wie auch die meisten Mütter von Fragile-X-Syndrom Patienten tragen eine Prämutation. Damit bezeichnet man eine Triplettexpansion mit einer erhöhten Anzahl (55 bis ca. 200) der CGG-Basentriplets, die einer DNA-Sequenz mit einer Länge von 165 bis ca. 600 Basenpaaren entspricht. Triplett-Repeats dieser Länge sind nicht mit einer DNA-Methylierung in der Promotor-Sequenz des FMR1-Gens verbunden. Trotz der Triplett-Repeat-Expansion wird die Transkription des FMR1-Gens nicht behindert und es kommt nicht zu einer phänotypischen Ausprägung dieser sog. Prämutation.

Expandierte Triplett-Repeat-Sequenzen sind aber bei der DNA-Replikation instabil, die Anzahl der Triplets kann sich während der Mitose in somatischen Zellen, aber auch während der Meiose in Keimbahnzellen verändern (Abb. 24). Wahrscheinlich synthetisiert die DNA-Polymerase mehr CGG-Triplets

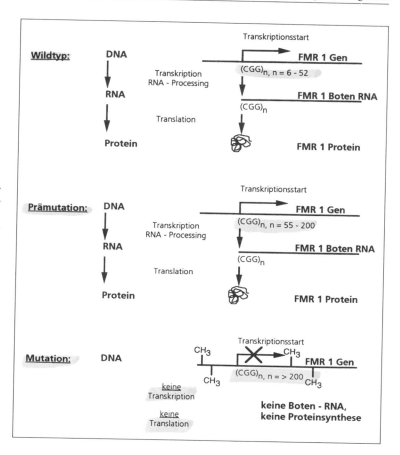

Abb. 24: Entstehung einer Triplett-Expansion (einer Vollmutation) aus einer Prämutation, mit anschließender Cytosin-Methylierung von Sequenzen des FMR1-Gens und daraus resultierender Abschaltung der mRNA-Synthese. Oben ist der Normalzustand dargestellt: der waagrechte Pfeil deutet die Transkription der mRNA an. Die Transkription findet auch bei Vorliegen einer Prämutation statt (Mitte). Bei methylierter DNA, angedeutet durch die CH_3-Gruppen auf dem DNA-Strang, wird dagegen die Transkription unterdrückt.

(oder in seltenen Fällen, wenn es zur Verkürzung der Triplett-Repeats kommt, weniger), als in der urprünglichen DNA vorliegen. Dieser Fehler des DNA-Polymerase-Enzymkomplexes ist um so wahrscheinlicher, je größer das Triplett-Repeat ist. Das bedeutet, daß eine kleine Prämutation (55–90 CGG-Tripletts, also 165–270 Basenpaare) nicht bei allen Kindern einer Prämutationsträgerin expandiert, die das X-Chromosom mit dem mutierten FMR1-Gen erben. Die Söhne (und Töchter) einer Prämutationsträgerin können also wieder Träger einer Prämutation sein, ohne daß eines der Geschwister vom Fragile-X-Syndrom betroffen sein muß. Bei Prämutationen mit mehr als 90 CGG-Tripletts sind in der Regel alle Kinder, die ein mutiertes Allel des FMR1-Gens erben, Träger einer vollständigen Mutation.

Der Zeitpunkt der Expansion einer Prämutation zu einer vollen Expansion ist während der frühen Embryonalentwicklung zu suchen. Oft werden auf molekularer Ebene bei Fragile-X-Probanden gleichzeitig Prämutation und vollständige Mutation gefunden. Das bedeutet, daß von der Mutter die Prämutation ererbt wurde (Abb. 25) und in somatischen Zellen eine Expansion des Triplett-Repeats erfolgte. Diese somatische Instabilität des CGG-Triplett-Repeats unterscheidet sich wahrscheinlich in verschiedenen Entwicklungsstadien verschiedener Gewebe, da sie bei kultivierten Zellen aus unterschiedlichen Geweben auch über viele Zellteilungen hinweg nicht mehr beobachtet werden kann (Wöhrle et al., 1993). In fetalem Gewebe konnte gezeigt werden, daß auch die Cytosin-Methylierung der DNA mutierter FMR1-Gene in verschiedenen fetalen Geweben unterschiedlich sein kann. Diese für die Ausprägung des Krankheitsbildes letztendlich entscheidende DNA-Modifikation bildet sich vermutlich als Folge der Expansion einer Prämutation zu einer vollen Mutation aus (Sutcliffe et al., 1992).

Die Erklärung des erwähnten Sherman-Paradoxes beruht darauf, daß eine vom Vater vererbte Prämutation des FMR1-Gens während der Embryonalentwicklung viel weniger instabil ist als eine von der Mutter ererbte. Hier handelt es sich um eine noch unverstandene Form von genomischer Prägung (genetic imprinting), womit ein unterschiedliches biologisches Verhalten mütterlicher und väterlicher Gene in den Zellen der gemeinsamen Kinder bezeichnet wird (Peterson & Sapienza, 1993). Bei Probanden des Fragile-X-Syndroms, die in somatischen Zellen eine volle Mutation des FMR1-Gens aufweisen, wurde in den Gameten eine Prämutation gefunden. Männliche Fragile-X-Syndrom-Patienten mit Vollmutation vererben ausschließlich die Prämutation an ihre Töchter. Von der Expansion der Prämutation zur vollen Expansion sind die Zellen der (männlichen) Keimbahn also ausgenommen.

Diagnostik der FMR1-Genmutation

Aus der vorausgehenden Beschreibung der Mutation des FMR1-Gens aufgrund von Triplett-Repeat-Expansionen ergeben sich die verschiedenen Aufgaben und Ansätze zur molekulargenetischen Diagnostik des Fragile-X-Syndroms:
▶ Die Identifikation von CGG-Triplett-Expansionen und der für die Ausprägung des Krankheitsbildes entscheidenden DNA-Methylierung sowohl als molekulargeneti-

sche Differentialdiagnose als auch als Teil einer pränatalen Diagnose.
▶ Die Identifikation von Prämutationen des CGG-Triplett-Repeats bei Familienangehörigen von Fragile-X-Syndrom-Patienten. Bei weiblichen Familienangehörigen kann diese Untersuchung zur Identifizierung einer weitgehend asymptomatischen vollen Mutation führen. Da die Wahrscheinlichkeit der Expansion einer Prämutation zu einer vollen Mutation in der nächsten Generation von der Größe der Prämutation bei der Mutter abhängt, ist die Bestimmung der Größe der Prämutation bei weiblichen Anlageträgerinnen ebenfalls von Bedeutung.

Folgende Methoden finden dabei Verwendung:
▶ Auf DNA-Ebene Bestimmung der Triplett-Repeat-Expansion und meist auch der aberranten DNA-Methylierung durch Southern-Blot und/oder Polymerase-Kettenreaktion. Dieses ist der in der Diagnostik zur Zeit am häufigsten beschrittene Weg.
▶ Auf RNA-Ebene Bestimmung der Menge an Boten-RNA des FMR1-Gens. Diese Analyse wird nur zu Forschungszwecken, nicht aber in der Routinediagnostik durchgeführt, und wird deshalb im folgenden nicht beschrieben.
▶ Auf Protein-Ebene Bestimmung der Menge an FMR1-Protein. Diese Methode hat den Vorteil, daß damit auch die sehr seltenen Probanden mit anderen Mutationen des FMR1-Gens schnell erkannt werden (s. Kap. 15).

Southern-Blot-Analyse

Die Identifizierung der Triplett-Repeat-Mutation im FMR1-Gen mit der Southern-Blot-Analyse (s. Kap. 13) hat den Vorteil, daß im gleichen Experiment sowohl die Expansion nachgewiesen, ihre Größe abgeschätzt und auch das Vorliegen der charakteristischen DNA-Methylierung untersucht werden kann. Der Nachteil dieser Methode besteht vor allem im relativ großen Aufwand, den sie erfordert, und der sich in der zu ihrer Durchführung erforderlichen Zeit und den entstehenden Kosten niederschlägt.

Das Vorgehen bei der Diagnose des Fragile-X-Syndroms ist in Abb. 25 gezeigt. Die aus dem Blut (oder im Fall einer pränatalen Diagnose aus den Chorionzotten) gewonnene DNA wird, etwas verschieden zum „Standard-Protokoll", mit zwei verschiedenen Restriktionsenzymen (EagI und EcoRI) geschnitten, von denen eines (EcoRI) ein DNA-Fragment in einer gut zu interpretierenden Größe ausschneidet, während ein zweites Enzym (EagI) die DNA-Methylierung identifiziert.

Die Erkennungssequenzen, an denen Restriktionsenzyme die DNA schneiden, können ein 5'-CG-3' Dinukleotid-Motiv enthalten und daher methyliert sein (z.B. EagI mit der Erkennungssequenz 5'-CGGCCG-3'). Viele Restriktionsenzyme vermögen „ihre" Erkennungssequenz nicht mehr zu erkennen, wenn die DNA Methylcytosin statt Cytosin enthält, so daß methylierte DNA von diesen Enzymen nicht mehr geschnitten wird. So kann methylierte DNA von nichtmethylierter DNA unterschieden werden: Ein methylierungsempfindliches Restriktionsenzym ist nicht mehr in der Lage, ein im Southern Blot identifiziertes Fragment des FMR1-Gens zu schneiden.

Das Prinzip dieses Tests, die verwendeten Restriktionsenzyme sowie der als Hybridisierungsprobe verwendete Teil des FMR1-Gens, der die auf Nylonfiltern fixierte DNA der Probanden markiert, sind in Abbildung 25 illustriert (Rousseau et al., 1991; Ooostra et al., 1993). Auch die möglichen Bandenmuster im diagnostischen Southern Blot sind schematisch dargestellt (nach Oberlé et al., 1991; Rousseau et al., 1991). Das Grundmuster ist dabei ein DNA-Fragment von etwa 5200

Basenpaaren (5.2 Kilobasenpaare, kb) Länge, welches durch den Verdau der DNA mit dem Restriktionsenzym EcoRI entsteht und ein DNA-Fragment von etwa 2800 Basenpaaren (2.8 kb) Länge, das durch das methylierungsempfindliche Restriktionsenzym EagI von dem größeren EcoRI-Fragment abgespalten wird.

Die Analyse dieser Southern Blots ist für die DNA von Probandinnen dadurch kompliziert, daß bei Frauen zwei X-Chromosomen vorhanden sind. In allen weiblichen Zellen werden nur die Gene eines X-Chromosoms in mRNA transkribiert und in Proteinprodukte translatiert. Das zweite X-Chromosom wird inaktiviert. Bei diesem Inaktivierungsprozeß spielt die Methylierung von Cytosinresten in der DNA des inaktiven X-Chromosoms eine wichtige Rolle, so daß methylierte DNA-Fragmente vorliegen, die von methylierungsempfindlichen Restriktionsenzymen nicht geschnitten werden können. Welches der beiden X-Chromosomen in einer Zelle inaktiviert ist, ist nicht festgelegt. Die aus dem Blut von Frauen isolierte DNA enthält immer ein Gemisch aus methylierten und unmethylierten DNA-Fragmenten von beiden X-Chromosomen, da beide X-Chromosomen in verschiedenen Zellen aktiv (nichtmethyliert) und inaktiv (methyliert) vorkommen können.

In einem Southern Blot mit weiblicher DNA werden daher immer zwei Banden von der Hybridisierungsprobe erkannt: eine 5.2-kb-Bande, die aus methylierten DNA-Fragmenten des FMR1-Gens beider X-Chromosomen besteht, und eine 2.8-kb-Bande, die nichtmethylierte DNA-Fragmente des FMR1-Gens beider X-Chromosomen enthält (Abb. 25 a, b). DNA-Fragmente der beiden X-Chromosomen können nur durch die Längenunterschiede unterschieden werden, die durch die Expansion des CGG-Repeats im FMR1-Gen entstehen. Eine Prämutation wird die Länge der beiden Fragmente um jeweils 165 bis 600 Basenpaare erhöhen (s.o.). Ein X-Chromosom, das ein FMR1-Gen mit einer

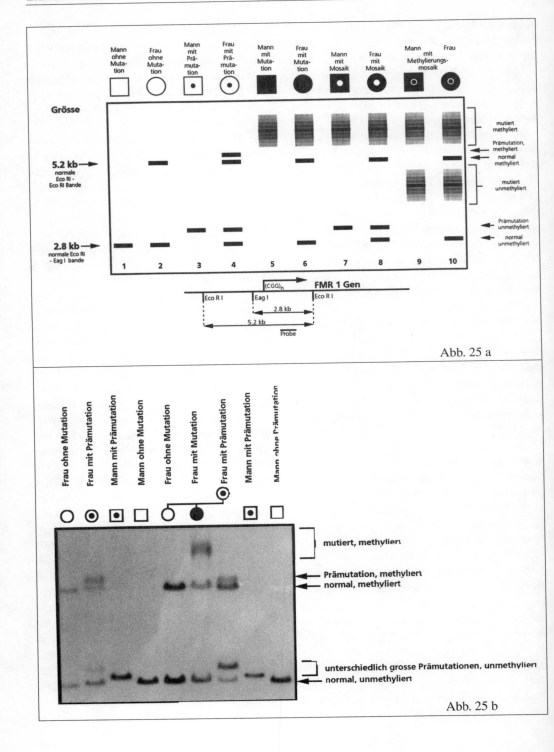

Abb. 25 a

Abb. 25 b

Prämutation trägt, unterscheidet sich im Inaktivierungsverhalten nicht von einem X-Chromosom ohne Expansion des CGG-Triplett-Repeats. Daher zeigt der Southern Blot einer Fragile-X-Syndrom-Prämutationsträgerin zwei Doppelbanden. Die kleinere Doppelbande besteht aus einer 2.8-kb-Bande und einer 2.8+D-kb-Bande, die größere Doppelbande besteht analog aus den methylierten DNA-Fragmenten beider X-Chromosomen, also einer 5.2-kb-Bande und einer 5.2+D-kb-Bande, wobei D die Größe der Prämutation bezeichnet (Abb. 25).

Bei einem männlichen Träger einer Prämutation ist nur eine 2.8+D-kb-Bande zu sehen. Beim Vorliegen einer vollen Mutation sind in der DNA eines männlichen Mutationsträgers nur methylierte DNA-Fragmente zu finden, die durch die Triplett-Repeat-Expansion um mehr als 600 bis mehr als 6000

◄ Abb.: 25 a: Nachweis der FMR1-Genmutation durch Southern Blot. Schema von möglichen Ergebnissen (nach Prof. Mandel, Straßburg). Über den 10 Spuren des Blots befindet sich eine kurze Beschreibung des Genotyps sowie das entsprechende Stammbaumsymbol. Unter dem Schema zeigt eine Skizze die ungefähre Lage der Restriktionsenzym-Schnittstellen auf dem DNA-Abschnitt, wenn keine Prämutation oder Mutation vorliegt. Die Restriktionsenzyme schneiden dann DNA-Stücke in der angegebenen Größe aus, die durch die Gelelektrophorese getrennt werden. Durch Methylierung der EagI-Schnittstelle wird die Erkennungssequenz für das Enzym unzugänglich und die DNA wird nicht geschnitten. Auch die ungefähre Lage der DNA, die als Probe dient und die mit der DNA auf dem Gel hybridisiert und sie somit „sichtbar" macht, ist dargestellt (aus dem Labor von Prof. Mandel). Die Größe der Fragmente aus nichtmutierter genomischer DNA ist auf der linken Seite des Schemas gezeigt, die Interpretation der verschiedenen mutierten und nichtmutierten Banden auf der rechten Seite.

Abb. 25 b: Beispiel eines diagnostischen Southern Blots für das Fragile-X-Syndrom. Erläuterung s. o. Weiterhin sind über den Spuren des Southern Blots die Verwandtschaftsbeziehungen zwischen drei Personen angegeben. Der Blot zeigt auch den Größenunterschied zwischen unterschiedlichen Prämutationen.

Basenpaare (entsprechend 200 bis 2000 Tripletts) vergrößert sind. Durch die ausgeprägte somatische Instabilität dieser Mutation zeigt ein Southern Blot mit einer vollen FMR1-Genmutation statt einer diskreten Bande häufig ein mehr oder weniger ausgeprägtes Kontinuum unterschiedlicher Banden (Abb. 25). Analog wird in der DNA von weiblichen Trägerinnen einer vollen FMR1-Genmutation ein Kontinuum von Banden der Größe von mehr als 5.8 bis mehr als 10.2 kb gefunden, die von den methylierten FMR1-Genfragmenten mit einer CGG-Triplett-Repeat-Expansion herrühren. Zusätzlich sind die methylierten und nichtmethylierten DNA-Fragmente des zweiten X-Chromosoms mit einem nichtmutierten FMR1-Gen zu finden (Abb. 25 a).

Es können auch Übergangsformen zwischen diesen verschiedenen Formen gefunden werden, die z. T. in dem Schema in Abb. 25 b gezeigt werden:

▶ Die Expansion von der Prämutation zur Vollmutation ist nur bei einem Teil der Zellen erfolgt, so daß im Southern Blot die Prämutationsbande zusätzlich zur vollen Expansion auftaucht. Dies bezeichnet man als Expansionsmosaik. Bei einer weiblichen Probandin ist die DNA der Prämutation dann ebenfalls wieder in aktiven und inaktiven X-Chromosomen zu finden.

▶ Obwohl in allen Zellen die volle Expansion vorliegt, ist sie nur in einem Teil der Zellen auch methyliert, so daß DNA-Fragmente größer als 3.4 kb sowie größer als 5.8 kb gefunden werden (Methylierungsmosaik; Abb. 25). Auch dann treten bei weiblichen Trägerinnen durch das zweite, nichtmutierte X-Chromosom entsprechend mehr Banden auf.

Die Analyse der DNA mittels der Southern-Blot-Technik kann also die komplizierten Variationsformen der Mutationen beim Fragile-X-Syndrom fast vollständig zugänglich machen.

117

Analyse durch Polymerase-Kettenreaktion

Als empfindliche und vor allem schnelle Analysemethode hat die Polymerase-Kettenreaktion (s. Kap. 13) den Southern Blot fast völlig ersetzt. Nach der Beschreibung der ursächlichen Mutation beim Fragile-X-Syndrom war es naheliegend, eine PCR zum Nachweis der CGG-Triplett-Repeat-Expansionen im FMR1-Gen einzusetzen (Fu et al., 1991). Als Oligonukleotid-Primer für die PCR wurden verschiedene Sequenzen auf beiden Seiten des CGG-Triplett-Repeats ausgewählt (Abb. 26). Seitdem hat sich gezeigt, daß die unterschiedlichen hitzestabilen DNA-Polymerasen, die die DNA-Amplifikation während der PCR katalysieren, von zunehmend längeren CGG-Triplett-Repeats „abfallen". Die Menge an Amplifikationsprodukt nimmt daher mit der Länge des amplifizierten CGG-Triplett-Repeats ab. Für die Identifikation von Trägern einer vollen Mutation im FMR1-Gen ist die PCR-Technologie daher nur mit Einschränkungen geeignet, um so mehr, als sie keinen Aufschluß über den Methylierungsstatus des FMR1-Gens zu geben vermag.

Für die Bestimmung der genauen Größe einer Prämutation sowie der normalen Allele des CGG-Triplett-Repeats ist eine PCR-Analyse jedoch unabdingbar (Abb. 26). Dies beruht auf der höheren Auflösung der Polyacrylamid-Gele, auf denen die PCR-Produkte analysiert werden. Agarosegele, die zur Analyse größerer DNA-Fragmente bei der Southern-Blot-Technik dienen, haben dagegen ein geringeres Auflösungsvermögen. Es ist möglich, die Größe eines PCR-Fragmentes auf ein Basenpaar genau zu bestimmen, wenn auf dem gleichen Sequenzgel auch eine DNA-Sequenz zur Größenbestimmung mitläuft (Abb. 26). Ebenfalls beschrieben wurde das Blotten von Polyacrylamid-Gelen nach der Auftrennung von PCR-Produkten, wobei der geblottete Filter anschließend mit einer markierten Probe hybridisiert wurde. Dieser Ansatz hat aus zwei Gründen bisher keine allzu große Verbreitung in der diagnostischen Praxis gefunden, obwohl sich mit dieser Methode auch Vollmutationen mittels PCR erkennen lassen (Pergolizzi et al., 1992): Erstens geht durch die Notwendigkeit eines Blots und einer Hybridisierung ein großer Teil des Zeitgewinns durch die PCR verloren, und zweitens kann mit dieser Methode nicht der Methylierungsgrad der DNA im gleichen Experiment mitbestimmt werden.

Kopplungsanalyse

Bei der Vererbung einer unbekannten Mutation mit bekannter genomischer Lokalisation wird der Trägerstatus und das Erkrankungsrisiko durch die Analyse von DNA-Polymorphismen bestimmt. Da beim Fragile-X-Syndrom die Mutation (fast) immer gut zu bestimmen ist, wird die indirekte Kopplungsanalyse nur zur zusätzlichen Absicherung verwendet.

In der Nähe des FMR1-Gens wurden mehrere hochpolymorphe Mikrosatelliten identifiziert, die aus Dinukleotid-Repeats (Cytosin-Adenin, $(CA)_n$-Repeats) bestehen und ebenfalls eine gewisse Instabilität aufweisen. Diese Instabilität resultiert im Vorkommen zahlreicher Allele (unterschiedlich langer CA-Repeats), die durch PCR mit spezifischen Primern vor und nach dem CA-Repeat analysiert werden können. Eine gemeinsam vererbte Kombination von Allelen verschiedener nahe beieinanderliegender Polymorphismen in einer chromosomalen Region wird Haplotyp genannt. In der Nähe des FMR1-Gens liegen drei Dinukleotid-Repeats, die zusammen mit dem CGG-Triplett-Repeat im FMR1-Gen zur Haplotypanalyse verwendet werden. Die bei einer Person vorliegenden Haplotypen können identifiziert werden, wenn genug Familienangehörige zur Analyse aufgeboten werden können. Das ist ein wichtiger Unterschied zur direkten Mutationsanalyse, die auch bei der

Untersuchung von Einzelpersonen gleichwertige Resultate liefert. Bei der Kopplungsanalyse wird festgestellt, welcher Haplotyp an manifest erkrankte Patienten vererbt wurde. Mit dieser Information kann der Trägerstatus anderer Familienangehöriger bestimmt werden, ohne daß die genaue Mutation bekannt sein muß. Außer der praktischen Bedeutung als Instrument der Diagnostik ist die Haplotypanalyse auch ein wichtiges Instrument bei der Erforschung des unterschiedlichen Verhaltens verschiedener Formen des CGG-Triplett-Repeats.

Trägerdiagnostik und pränatale Diagnose

Die pränatale Diagnostik des Fragile-X-Syndroms ist durch die verschiedenen Formen des Mosaizismus erschwert, die bei dieser Mutation auftreten können. Da die Mutation aus der Prämutation während der Embryogenese entsteht, können in verschiedenen embryonalen Geweben unterschiedliche Stadien der Mutation vorkommen. Im Prinzip ist es denkbar, daß im extraembryonalen Gewebe vor allem die Prämutation, im embryonalen Gewebe die Vollmutation gebildet wird (Mosaik der Triplettexpansion). Beim Vorliegen einer vollen Triplettexpansion kann das FMR1-Gen in der Plazenta noch unmethyliert sein, während die DNA im Embryo methyliert ist (Methylierungsmosaik). Daher kann bei einer pränatalen Diagnose durch Chorionzottenbiopsie der Eindruck entstehen, daß trotz der Triplettexpansion keine klinische Erkrankung vorliegen würde (Sutcliffe et al., 1992). Darum empfehlen manche Arbeitsgruppen eine Bestätigung einer pränatalen Diagnose von Chorionzotten durch eine Untersuchung durch Amniozentese und/oder durch fetale Blutentnahme (Oostra et al., 1993). Auch die von mehreren Gruppen beschriebenen nichterkrankten Träger einer nichtmethylierten vollen

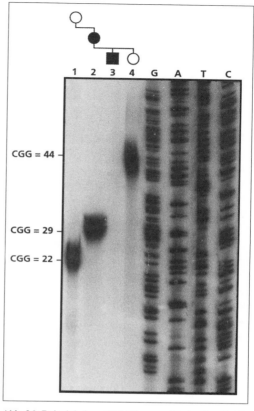

Abb. 26: Beispiel einer PCR-Diagnose für das Fragile-X-Syndrom. Auf einem Sequenzgel ist außer den PCR-Produkten, die aus der DNA verschiedener Personen amplifiziert wurden, noch eine Sequenzleiter zum Größenvergleich aufgetragen. Da die Position der PCR-Primer auf der genomischen Sequenz neben dem CGG-Triplett-Repeat bekannt ist, kann aus der Größe der PCR-Produkte die Anzahl der CGG-Tripletts bestimmt werden (links angegeben).

Triplettexpansion rechtfertigen dieses Vorgehen (Smeets et al., 1995). In den bisher untersuchten großen Kollektiven sind solche Probanden allerdings extrem selten, und analoge Beobachtungen bei der pränatalen Diagnose kommen ebenfalls sehr selten vor. Die bisherigen Erfahrungen zeigen, daß die molekularbiologische Diagnose des Fragile-X-Syndroms den betroffenen Familien eine große Hilfe ist.

119

Offene Fragen

Die molekularbiologische Diagnostik des Fragile-X-Syndroms gehört heute zum Standard vieler Laboratorien, und die Diagnose der Mutation kann fast immer eindeutig bestätigt oder ausgeschlossen werden. Zur Physiologie und Pathophysiologie des FMR1-Proteins sind jedoch noch viele Fragen zu beantworten (s. Kap. 15). Ein anderer noch unklarer Aspekt ist die Entstehung und das Verhalten der Fragile-X-Syndrom-Genmutation während der Oogenese aus der mütterlichen Prämutation. Warum ist nur die mütterliche Prämutation während der Embryonalentwicklung instabil? Durch welche Mechanismen ist die Expansion mit der DNA-Methylierung verbunden, die entwicklungsgeschichtlich nach der Expansion zu entstehen scheint? Obwohl diese Probleme eher akademischer Natur sind, berührt die letzte Frage ganz besonders die pränatale Diagnostik, wie im vorausgehenden Abschnitt erläutert.

Eine andere zur Zeit untersuchte Frage ist die Entstehung von Prämutationen aus verschiedenen Allelen des normalen CGG-Triplett-Repeats (Eichler et al., 1996). Durch Haplotypanalyse der DNA von Fragile-X-Syndrom-Patienten wurde gefunden, daß bestimmte wenige Haplotypen mit der Prämutation assoziiert sind. Diese charakteristischen Haplotypen sind auch mit bestimmten Formen des nicht expandierten CGG-Triplett-Repeats signifikant assoziiert, so daß vorgeschlagen wurde, daß es Allele des CGG-Triplett-Repeats gibt, die leichter zu Prämutationen mutieren.

Tatsächlich wurde gefunden, daß es verschiedene CGG-Triplett-Repeats gibt, die sich in der Länge des CGG-Repeats unterscheiden, in denen außerdem noch AGG-Tripletts vorliegen können. Nach letzten Untersuchungen sieht es so aus, als würde die Wahrscheinlichkeit vom Übergang eines Normalallels zu einem Prämutationsallel von zwei Faktoren abhängen: erstens von der absoluten Länge des CGG-Triplett-Repeats, und zweitens von der Länge der nicht durch ein AGG-Triplett unterbrochenen CGG-Triplett-Repeats. Die „eingestreuten" AGG-Tripletts würden die CGG-Triplett-Repeats also stabilisieren. Es wurde daher vorgeschlagen, bei langen Normalallelen (größer als 45 Tripletts) das Muster der AGG-Triplett-Insertionen zu bestimmen, um das Risiko für einen Übergang zu einer Prämutation zu bestimmen. Für eindeutige Risikobestimmungen liegen allerdings noch zu wenige Daten vor (Eichler et al., 1996).

15

Das FMR1-Protein und seine Funktion

Ben A. Oostra
(Übersetzt aus dem Englischen durch U. G. Froster)

Die Identifikation des FMR1-Gens führte zu einem besseren Verständis der molekularen Grundlage des Fragile-X-Syndroms und zu zuverlässigen diagnostischen Untersuchungsmethoden. Um die Pathologie des Fragile-X-Syndroms voll verstehen zu können, ist es notwendig, die Funktion des FMR1-Proteins (FMRP) zu erläutern. Das Ziel dieses Kapitels ist es, die Charakterisierung des FMRP und die Entwicklung eines Tiermodells für das Fragile-X-Syndrom zu beschreiben, das die Untersuchungen zur Pathogenese des Syndroms erleichtert.

Charakterisierung des FMR1-Genproduktes

Positionsklonierung (positional cloning) führte zur Identifikation des FMR1-Gens (Verkerk et al., 1991). Die Proteinsequenz, die von der DNA-Sequenz abgeleitet wurde, zeigte zu der Zeit als das FMR1-Gen kloniert wurde, keine Homologie zu bereits beschriebenen Proteinsequenzen. Eine mögliche Proteinfunktion konnte daher nicht hergeleitet werden. Die Entwicklung von Antikörpern war der erste notwendige Schritt zur Isolierung und Charakterisierung des FMR1-Proteins und evtl. der Bestimmung der Proteinfunktion. Verschiedene Antigene, die verschiedene Teile des FMRP repräsentieren, wurden hergestellt, um spezifische Antikörper zu erstellen (Verheij et al., 1993; Devys et al., 1993).

Die entwickelten Antikörper wurden erfolgreich eingesetzt, um das FMRP in lymphoblastoiden Zellinien zu identifizieren. Mindestens vier Proteinprodukte von 67 bis 80 kD (kilo Dalton) wurden in Western Blots gefunden (Verheij et al., 1993; Devys et al., 1993; Abb. 27). Alle FMRP fehlten in Zellinien von Fragile-X-Syndrom-Patienten mit der Vollmutation. Zellinien, die eine Prämutation tragen, exprimieren FMRP mit einer molekularen Masse, die derjenigen von FMRP bei Kontrollzellinien entspricht. Daraus wurde geschlossen, daß das CGG-Repeat nicht in Protein übersetzt wird. Die Translation beginnt am ersten Startcodon nach dem CGG-Repeat, bei Methionin, 69 Basen nach dem Repeat selbst (Verheij et al., 1993; Devys et al., 1993; Ashley et al., 1993 a). Die verschiedenen Proteine sind wahrscheinlich Isoforme des FMRP, die aus der Translation von FMR1-Spleißvarianten entstanden sind (Ashley et al., 1993 a; Verkerk et al., 1993). Die verschiedenen Proteine teilen die gleichen Amino(N)- und Carboxy(C)-terminalen Endungen (Verheij et

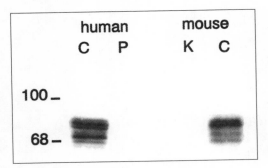

Abb. 27: FMRP-Expression. Immunoprezipitation und Western Blot einer menschlichen Zellinie oder Hirngewebe von Mäusen mit polyklonalen Antikörpern gegen FMRP. C: Kontrolle; P: Fragile-X-Patient; K: fmr1-„Knock-out" Maus.

al., 1995). Das längste mögliche Transkript kodiert für ein Protein aus 631 Aminonsäuren, das kleinste für 568 Aminosäuren. Zusätzlich wurde eine alternative Spleißvariante des Exon 14 beim Menschen und bei der Maus identifiziert (Ashley et al., 1993 a), die einen Ausschluß von Exon 14 aufweist. Das Fehlen dieses Exons führt zu einer Verschiebung des offenen Leserahmens (frameshift of the open reading frame). Als Folge des Überspringens des Exon 14 können Isoforme mit neuer Aminosäuresequenz am C-terminalen Ende erwartet werden. Das Überspringen von Exon 14 ist ein kleines Ereignis, da alle Proteinbanden, die in Western-Blot-Experimenten dargestellt werden, durch Antikörper erkannt werden, die gegen das C-terminale Ende des längsten abgelesenen Fragmentes gerichtet sind (Verheij et al., 1993, 1995).

Die Entdeckung von mindestens vier verschiedenen FMRPs führte zu den folgenden Fragen: Haben diese Isoforme eine unterschiedliche Funktion und werden diese Isoforme unterschiedlich exprimiert? Die Expression von FMRPs wurde in verschiedenen Geweben von Menschen, Mäusen und Affen untersucht (Verheij et al., 1995; Khandjian et al., 1995). Die Gewebeverteilung von FMRP beim Menschen war fast identisch mit

der Verteilung, die für FMR1-mRNA im Mausgewebe gefunden wurde (Hinds et al., 1993). Hohe Expressionen aller Isoforme von 67 bis 80 kD wurden in Gehirn und Testes (Hoden) von Menschen, Affen und Mäusen nachgewiesen. Niedrige Spiegel einer FMRP-Expression wurden in Muskelgewebe, wie Herzmuskel, Skelettmuskel und Bauchwand-muskel der Mäuse gefunden (Khandjian et al., 1995). Hohe Spiegel von FMRP wurden in Nierengeweben von Mäusen nachgewiesen, das eine niedrige Expression von mRNA aufweist.

Generell kann man sagen, daß eine hohe FM-RP-Expression in Zellen gefunden wird, die eine hohe Proteinsyntheseaktivität aufweisen, so wie die proliferierenden Zellen der Neuronen (Verheij et al., 1995; Khandjian et al., 1995; Ashley et al., 1993b). Bisher wurden keine Hinweise auf eine gewebsspezifische oder zell-stadienspezifische Expression verschiedener FMRP-Isoformen gefunden (Verheij et al., 1995; Khandjian et al., 1995)

Wie oben erwähnt, wird das CGG-Repeat des FMR1-Gens nicht in Protein übersetzt (Verheij et al., 1993). Es wurden keine signifikanten Unterschiede zwischen normalen und prämutierten Allelen nachgewiesen, sowohl was den Spiegel der FMRP-Expression als auch die Größe des Proteinproduktes betrifft (Feng et al., 1995).

Bisher wurden zwei normale Individuen beschrieben, die eine erhebliche Amplifikation der Repeats aufweisen, bei denen aber das FMR1-Gen nicht methyliert und daher nicht inaktiviert ist. Sowohl FMR1-RNA als auch das Protein sind in allen analysierten Zellen dieses Probanden nachweisbar (Smeets et al., 1995). Dies bedeutet, daß die Inaktivierung des FMR1-Gens sowohl das Ergebnis der Amplifikation als auch der Methylierung ist. Wenn die Trankription und Translation eines Gens mit großer Expansion möglich ist, könnten therapeutische Strategien entworfen werden, die auf der Demethylierung des FMR1-Gens beru-

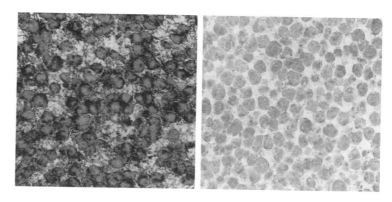

Abb. 28: FMRP-Expression in fetalem Gehirn. Immunohistochemische Färbung von FMRP mit monoklonalem Antikörper 1A (3). Links: Hirn eines Kontrollfeten; rechts: Hirn eines Feten mit Vollmutation.

hen, sodaß die FMR1-Proteinproduktion wiederhergestellt wird.

Das FMR1-Gen ist bei verschiedenen Spezies stark konserviert (Verkerk et al., 1991). Das Maus-Homologon Fmrp zeigt mit dem menschlichen *FMRP* eine 97%ige Identität (Gleichheit) in den erwarteten Aminosäuresequenzen (Ashley et al., 1993a). Auch wurde bei Mäusen und Affen eine heterogene Untergruppe von Proteinen mit einem Molekulargewicht zwischen 67 bis 80 kD beobachtet (Verheij et al., 1995; Khadjian et al., 1995).

Intrazelluläre Lokalisation

Immunzytochemische Untersuchungen haben gezeigt, daß FMRP vor allem ein zytoplasmatisches Protein ist (Verheij et al., 1993; Devys et al., 1993; De Graaff et al., 1995), obwohl es auch im Zellkern nachgewiesen werden konnte (Verheij et al., 1993; Devys et al., 1993; Willemsen et al., 1996). Das Protein wird in zahlreichen Geweben exprimiert. Die stärkste FMRP-Expression aber wurde im Gehirn und in den Testes nachgewiesen, den Geweben, die die hauptsächlichen klinischen Symptome bei Fragile-X-Syndrom-Patienten zeigen. Dies zeigt auch Abbildung 28: Eine deutliche Expression von FMRP ist im Gehirn eines Normalfeten vorhanden, während bei einem

Feten mit einem mutierten FMR1-Gen dieses Protein fehlt.

Im Gehirn selbst ist die Expression des FMRP auf Neuronen und Purkinje-Zellen beschränkt. Eine starke Markierung wurde in den Purkinje-Zellen des Kleinhirns und in den Neuronen der grauen Substanz und im Cortex gefunden (Devys et al., 1993; De Graaff et al., 1995). Die Lokalisation scheint auf das Perikaryon beschränkt zu sein. In Testes ist die FMRP-Expression in den Tubuli seminiferi auf die frühen Spermatogonien beschränkt (De Graaff et al., 1995).

Diagnostische Anwendung

Seit Entdeckung des Gendefekts wird die molekulargenetische Diagnostik unter Verwendung von Southern Blot oder PCR durchgeführt (Oberlé et al., 1991; Fu et al., 1991; Rousseau et al., 1991). Die DNA-Diagnostik wird an DNA, die aus Leukozyten oder im Fall der pränatalen Diagnostik aus Chorionzotten isoliert wurde, vorgenommen; eine solche Analyse braucht meist länger als eine Woche. Eine Alternative zur herkömmlichen DNA-Analyse wäre es, das Genprodukt an Stelle des Gens zu untersuchen. Die Vollmutation führt zur Stillegung des Gens und, als Konsequenz, zum Fehlen des Proteinproduktes FMRP. Kürzlich wurde ein Antikörpertest entwickelt, der zuverlässig zwischen betroffenen und normalen männlichen Individuen unterscheidet. Dafür kann man Ausstriche von ein bis zwei Blutstropfen verwenden (Willemsen et al., 1995; Abb. 29). Dieser schnelle und preiswerte Test wäre für ein Screening großer Kollektive geistig behinderter Individuen geeignet. Eine andere Einsatzmöglichkeit ist die Suche nach Mutationen bei neugeborenen Knaben. Man konnte zeigen, daß der Proteintest an Neugeborenenblut funktioniert (unveröffentlichte Resultate). Wesentlicher Vorteil dieses Antikörpertests ist die Möglichkeit einer exakten frühen Diagnose und das Angebot, auch große Familien zu untersuchen.

Für die pränatale Diagnostik wurde der Proteintest modifiziert und eine Anwendung eines einfachen immunohistochemischen Tests des Fragile-X-Syndroms an Chorionzotten entwickelt (Willemsen et al., 1997), dessen Ergebnis am Tag der Zottenentnahme mitgeteilt werden kann.

RNA-Bindungsaktivität von FMRP

Ursprünglich waren keine eindeutigen Homologien zwischen FMRP und anderen Proteinen beobachtet worden (Verkerk et al., 1991). Im Jahr 1993 war es die Arbeitsgruppe um Siomi und Mitarbeiter, die als erste über eine Ähnlichkeit von FMRP mit RNA-bindenden Proteinen berichtete. Es wurde beschrieben, daß FMRP zwei Kohlenhydratdomänen in der Mitte des Proteins bei der Aminosäureposition 222–251 bzw. 285–314 enthält (Ashley et al., 1993 b; Siomi et al., 1993). Kohlenhydratdomänen wurden ursprünglich im hnRNP-K-Protein gefunden, das in der Biogenese der Boten-RNA (mRNA) eine Rolle spielt. Eine Kohlenhydratdomäne wurde in verschiedenen anderen Proteinen nachgewiesen, die als RNA-bindende Proteine bekannt sind. Die beiden FMRP-Kohlenhydratdomänen zeigen eine 100%ige Identität bei Menschen, Maus und Hühnern

(Ashley et al., 1993 a). In einem RNA-Homopolymer-Bindungs-Assay zeigte FMRP eine starke Bindung an poly(G) und poly(U). Ashley und Mitarbeiter (1993 b) konnten zeigen, daß FMRP in vitro zu ca. 4 % an Informationsübertragungen im menschlichen fetalen Gehirn gebunden ist, einschließlich seiner eigenen Übertragung. Keine dieser RNAs wurde bis jetzt charakterisiert. Eine 2 : 1 Stöchiometrie der Bindung RNA : Protein wurde berichtet. Dies bedeutet, daß jedes FMR1-Proteinmolekül das Potential besitzt mit zwei RNA Molekülen zu interagieren. Einen wichtigen Hinweis, daß die Kohlenhydratdomäne für die FMRP-Funktion wesentlich ist, gab ein Patient mit Fragile-X-Phänotyp ohne CGG-Repeat-Amplifikation, der eine Ile304Asn-Punktmutation (manchmal auch als Ile364Asn bezeichnet) in einem der höchst konservierten Reste der zweiten Kohlenhydratdomäne aufwies (De Boulle et al., 1993; Siomi et al., 1994). Diese Aminosäuresubstitution in einem in vitro produzierten FMRP beeinflußt die RNA-Homopolymerbindung bei hoher Salzkonzentration (Verheij et al., 1995; Siomi et al., 1994). Diese Ile304Asn-Substitution im FMRP veränderte nicht die Translation, Entwicklung und Lokalisation von FMRP in lymphoblastoiden Zelllinien eines Patienten (Verheij et al., 1995). Alle FMR1-Proteine mit hohem Molekulargewicht in lymphoblastoiden Zellen dieses Patienten waren in der Lage RNA zu binden, hatten aber bei hohen Salzkonzentrationen eine reduzierte RNA-Bindungsaffinität verglichen mit einem Kontroll-FMRP.

Zusätzlich zeigt FMRP zwei RGG-Boxen in Richtung des Carboxyendes (Ashley et al., 1993 b; Siomi et al., 1993). Es konnte gezeigt werden, daß diese RGG-Boxen RNA-Bindungsaktivitäten besitzen, und sie können bei einer Anzahl von nukleären RNA-Bindungsproteinen gefunden werden. In vitro hergestellte, verkürzte FMRP, die beide Kohlenhydratdomänen enthalten, bei denen aber die RGG-Boxen fehlen, binden keine RNA.

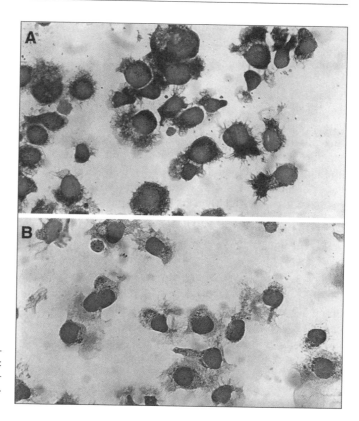

Abb. 29: Antikörpertest einer Expression von FMRP in Blutausstrichen: A: Kontrolle, B: Fragile-X-Patient. Details des Experiments in Willemsen et al. 1995.

Diese Studien deuten darauf hin, daß FMRP eine RNA-Bindungsfunktion in den Zellen hat und daß FMRP durch seine Interaktion mit einer selektiven Anzahl von RNAs in der Zelle möglicherweise eine Rolle im pleiotropen Phänotyp des Fragile-X-Syndroms spielt. Die schwere Fragile-X-Phänotypveränderung, die bei einem Patienten mit Punktmutation im FMR1-Gen gefunden wurde, kann möglicherweise durch einen Funktionszuwachs erklärt werden.

Die FMR1-Genfamilie

Ein Gen wurde identifiziert, das eine hohe Homologie der Aminosäuresequenz mit dem FMR1-Gen, einschließlich der Region, die die Kohlenhydratdomäne enthält, aufweist: FXR1 (Siomi et al., 1995; Coy et al., 1995). Das Gen ist auf Chromosom 3q28 lokalisiert. Die aminoterminalen Domänen sind sehr ähnlich, während die carboxyterminalen Domänen sehr unterschiedlich sind. Die beiden Proteine haben in vitro ähnliche RNA-Bindungseigenschaften. Zusätzlich wurde ein Gen, FXR2, kloniert, das eng mit FMR1 interagiert und eine 60%ige Identität mit FMR1 zeigt (Zhang et al., 1995). Das FXR2 Gen ist auf Chromosom 17p13.1 lokalisiert. FXR2 enthält, ähnlich wie FMR1 und FXR1, zwei Kohlenhydratdomänen und bindet RNA. Jedes der drei Proteine bildet Homodimere, ebenso wie Heterodimere mit jedem der anderen Proteine. Die große Homologie zwischen den Genen deutet darauf hin, daß FMR1, FXR1 und FXR2 Mitglieder der gleichen Genfamilie sind. Es gibt derzeit keine Informationen über die 5'-nichttranslatierte Region von FXR1 und FXR2. Daher ist nicht bekannt, ob diese Gene ein CGG-Repeat enthalten. Es muß auch noch herausgefunden werden, ob FXR1 und FXR2 eine Rolle in der Pathogenese des Fragile-X-Syndroms spielen. Bisher sind keine Patienten bekannt, die eine Mutation in FXR1 oder FXR2 haben. FXR1- und FXR2-Gene werden von Fragile-X-Patienten in normalen Konzentrationen exprimiert, ohne daß FMR1 exprimiert wird.

Die Funktion von FMRP

Wie oben beschrieben, hat FMRP eine RNA-Bindungsaktivität. FMRP ist an eine Untergruppe von mRNA-Molekülen gebunden, von denen bisher keines charakterisiert wurde. Da FMRP mRNA binden kann, könnte die Hypothese aufgestellt werden, daß FMRP im Translationsapparat eine Rolle spielt.

Bei der Untersuchung zur subzellulären Verteilung von FMRP innerhalb der Zellen beobachteten Khandjian und Mitarbeiter (1996) eine Assoziation von FMRP an Ribosomen, insbesondere an die ribosomale 60-S-Untereinheit (Eberhardt et al., 1996; Siomi et al., 1996). Die Proteine von FXR1 und FXR2 sind ebenfalls an die 60-S-Untereinheit assoziiert, auch in Zellen von Patienten mit Fragile-X-Syndrom, denen FMRP fehlt (Siomi et al., 1996). Es konnte gezeigt werden, daß sich FMRP an diese Ribosomen durch eine ribosomale RNA bindet (Eberhardt et al., 1996; Tamanini et al., 1996). FMRP ist in Assoziation mit Ribosomen gefunden worden, die frei im Zytoplasma vorkommen, und mit Ribosomen, die an der Membran des endoplasmatischen Retikulums liegen (Willemsen et al., 1996).

Hauptsächlich kommt FMRP im Zytoplasma vor, aber es wurde gezeigt, daß die Spleißvariante, der das Exon 14 fehlt, im Kern vorliegt (Sittler et al., 1996). Unter Einsatz der Immunelektronenmikroskopie konnte Willemsen zeigen, daß auch normales FMRP im Zellkern enthalten ist, insbesondere im Nukleolus (Willemsen et al., 1996). Dort werden die ribosomalen Untereinheiten zusammengesetzt; somit kann vermutet werden, daß sich FMRP bereits dort an die reifenden Ribosomen bindet. Die Anwesenheit von FMRP im Zellkern kann durch ein Nuclear Location Signal (NLS) am Anfang des Proteins erklärt werden, das FMRP in den Zellkern leitet (Eberhardt et al., 1996; Sittler et al., 1996). Die Sequenz, die im Exon 14 enthalten ist, hat Ähnlichkeit zu einem Nuclear Export Signal (Eberhardt et al., 1996), und diese Sequenz könnte FMRP aus dem Zellkern zurück ins Zytoplasma leiten. Diese Befunde stimmen mit der Vorstellung überein, daß entstehendes FMRP in den Zellkern eintritt, um sich mit reifenden ribosomalen Untereinheiten zu verbinden, bevor es zurück in das Zytoplasma gelangt. Es ist möglich, daß FMRP in der Modulierung der Translation von bestimmter mRNA von Bedeutung ist.

Tiermodell

Das zur Verfügung stehende Gewebe von Fragile-X-Patienten, wie Blut, angezüchtete Hautfibroblasten und (selten) Post-mortem-Material, ermöglichen es nur unter Schwierigkeiten, Untersuchungen zur Pathogenese der Erkrankung durchzuführen. Ein Tiermodell könnte helfen, die Auswirkungen fehlender FMRP-Expression oder die Auswirkung der Expression eines mutierten FMRP besser zu verstehen. Da es kein natürlich auftretendes Tiermodell für das Fragile-X-Syndrom gibt, wurde ein solches Modell geschaffen (Bakker et al., 1994). Die Entwicklung eines Tiermodells hat wesentliche Vorteile. Zunächst bietet ein unbeschränktes Vorhandensein von Gewebe die Möglichkeit, die Auswirkung und den Mangel an FMRP auf morphologischer und molekularer Ebene zu untersuchen. Wei-

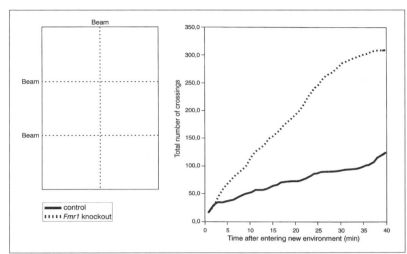

Abb. 30: Test zur motorischen Aktivität. Links: Schematische Darstellung der Box, die für den motorischen Aktivitätstest verwendet wird. Rechts: Ergebnisse des motorischen Aktivitätstests.

terhin kann das Verhalten solcher „Knockout"-Mäuse untersucht werden, um die Mechanismen des Lernprozesses zu studieren.

Das ausgesuchte Tier muß ein Homolog on des menschlichen Gens, an dem Interesse besteht, tragen. Die Maus wurde gewählt, da das Fmr1-Gen der Maus eine starke Homologie zum menschlichen FMR1-Gen aufweist: 97%ige Homologie bestehen auf der Proteinebene und 95%ige Homologie auf der DNA-Ebene (Devys et al., 1993). Daher nimmt man an, daß die Funktion des FMR1-Gens bei beiden Spezies ähnlich ist. Die Amplifikation des CGG-Repeats führt zur Stillegung des FMR1-Gens bei Patienten.

Technische Einschränkungen machen es sehr schwierig, ein expandiertes CGG-Repeat einer Vollmutation zu klonieren. Daher wurde eine Fmr1-„Knock-out"-Maus entwickelt. Die Fmr1-„Knock-out"-Maus exprimiert kein funktionsfähiges Fmrp und imitiert damit die Situation bei Fragile-X-Patienten.

Männliche Fmr1-"Knock-out"-Mäuse exprimieren gar kein FMR1-Protein. Eines der Hauptsymptome der Fragile-X-Patienten ist die Makroorchidie, die bei mehr als 90% der erwachsenen Patienten vorhanden ist. Die transgenen Mäuse zeigen ebenfalls eine Makroorchidie, aber auch Anomalien der kognitiven Funktionen und des Verhaltens. Die Makroorchidie entwickelt sich langsam mit zunehmendem Alter; demzufolge haben erwachsene Mäuse signifikant größere Hoden als ihre normalen Geschwister. Abgesehen von der Vergrößerung wurden keine weiteren testikulären Anomalien beobachtet. Die Fmr1-„Knock-out"-Mäuse haben ein normales Bindegewebe und eine normale Spermatogenese.

Das Verhalten der Fmr1-„Knock-out"- Mäuse wurde mit Hilfe von explorativen Verhaltenstests und motorischen Aktivitätstests ebenso wie mit Morris Water Maze Tasks (Bakker et al., 1994) untersucht. Die zuletzt genannten Tests zeigten, daß Fmr1-„Knock-out"-Mäuse länger brauchten, um eine versteckte Plattform zu finden, was für einen kognitiven Defizit spricht. Mutierte Mäuse hatten auch Verhaltensauffälligkeiten, die eine erhöhte explorative Aktivität und Hyperaktivität einschlossen. In einem Test (Abb. 30) wurde die Aktivität der mutierten Mäuse aufgezeichnet, indem die Anzahl der Durchtritte durch Infrarotstrahlen in einem leeren Käfig gezählt wurden. Die mutierten Mäuse traten signifikant häufiger durch diese Strahlen hindurch, was auf eine Hyperaktivität und auf langsameres und weniger effizientes Kennenlernen der Umgebung hinweisen könnte. Dies kann mit Verhaltensstörungen beim Menschen, wie mangelnde Sozialkontakte, ungewöhnliche Reaktion auf Stimulationen, Hyperaktivität und repetitiven Verhaltensmustern verglichen werden, und stimmt mit autistiformen Verhaltensmustern überein.

Da die Fmr1-„Knock-out"-Mäuse ähnliche Anomalien zeigen, wie die menschlichen Fragile-X-Syndrom-Patienten, stellen sie ein gutes Tiermodell dar, um pathogenetische Mechanismen zu untersuchen, die zu geistiger Behinderung, abnormem Verhalten und Makroorchidie führen.

16

Trinukleotid-Repeat-Erkrankungen

Olaf Rieß

Die Bedeutung der Genveränderung, die dem Fragile-X-Syndrom zugrunde liegt, ist für sich allein betrachtet, nicht ersichtlich. Erst wenn man diese Genveränderung im Gesamtzusammenhang mit anderen Erkrankungen sieht, bei denen ähnliche Genveränderungen aufgetreten sind, läßt sich ihre Bedeutung erahnen. Die bisher bekannt gewordene Gruppe dieser Erkrankungen sind die sog. Trinukleotid-Repeat-Erkrankungen. Ihnen gehören vor allem neurodegenerative Krankheiten an, also Erkrankungen des Nervensystems, die eine Tendenz zur Verschlimmerung zeigen. Die Betrachtung dieser Krankheiten als Gruppe zeigt auch die Möglichkeit, die Funktion der Genveränderung in ihrer Wirkung auf das Nervensystem und Übertragemechanismen von neuronalen Funktionen im Zusammenhang zu sehen und damit einordnen zu können. Dieses Kapitel gibt eine Übersicht über diesen Formenkreis von neurodegenerativen Erkrankungen mit Trinukleotid-Repeat-Verlängerungen und ist damit auch für das Verständnis des Fragile-X-Syndroms von Bedeutung.

Eines der großen Ziele der biologisch-medizinischen Forschung in diesem Jahrhundert ist die Entschlüsselung der Informationen des menschlichen Erbguts, der DNA. Es wird damit die Hoffnung auf eine Klärung der Ursachen von genetisch (mit)bedingten Erkrankungen verbunden und letztendlich die Entwicklung effizienter Therapieansätze bzw. sogar einer Heilung angestrebt.

Die Aufdeckung von krankheitsverursachenden Veränderungen in der menschlichen DNA, den Mutationen, brachte gerade in den letzten Jahren die erstaunliche Erkenntnis, daß nicht nur DNA-Stückverluste oder -austausche in sog. konservierten Regionen von funktionell wichtigen DNA-Abschnitten, den Genen, zur Manifestation einer Erkrankung führen können. Sondern auch die Duplikation eines DNA-Abschnittes (z. B. bei den erblichen Polyneuropathien vom Typ Charcot-Marie-Tooth) oder die Verlängerung eines DNA-Abschnittes über ein bestimmtes Maß hinaus, den sog. Trinukleotid-Repeat-Verlängerungen, wurden als Ursache von genetisch bedingten Erkrankungen identifiziert. Im letzteren Fall handelt es sich dabei um einen instabilen DNA-Abschnitt, der aus zahlreichen, sich ständig wiederholenden Motiven von drei Basenpaaren aufgebaut ist. Zum Beispiel besteht ein CAG-Repeat aus mehreren Einheiten der Basen Cytosin, Adenin und Guanidin (CAGCAGCAGCAGCAGCAG CAG ...). Diese Repeat-Strukturen, obwohl sie in nichtbetroffenen Familien stabil von Generation zu Generation vererbt werden, zeigen in

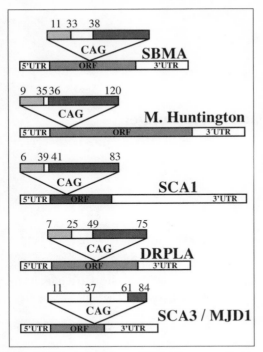

Abb. 31: Trinukleotid-Repeat-Erkrankungen vom Typ 1. Die krankheitsverursachenden CAG-Trinukleotid-Repeat-Verlängerungen sind in der translatierten Region der Gene lokalisiert, dem sogenannten „offenen Leserahmen (ORF)", und kodieren für eine Polyglutaminkette im Protein. Hellgrauer Balken: die in der Normalbevölkerung variierende Repeat-Anzahl; dunkelgrauer Balken: der expandierte Bereich; bei dem weißen Balken dazwischen handelt es sich um den Intermediärbereich; mittelgrauer Balken: „offener Leserahmen", daran grenzen als weiße Balken die nichttranslatierten Regionen (UTR) an.

ihrem verlängerten Zustand eine bemerkenswerte Instabilität. Man spricht daher auch von „dynamischen Mutationen".

Typ-1-Trinukleotid-Repeat-Erkrankungen

Erkrankungen, die durch eine CAG-Repeat-Verlängerung verursacht werden, faßt man unter dem Begriff der Typ-1-Trinukleotid-Repeat-Erkrankungen zusammen (Tab. 26).

Bisher wurde eine CAG-Verlängerung bei Morbus Huntington (MH), der Dentatorubropallidoluysianen Atrophie (DRPLA), der Spinobulbären Muskelatrophie (SBMA), und den Spinozerebellären Ataxien (SCA) vom Typ 1 und 3 nachgewiesen (Abb. 31; The Huntington's disease collaborative research group, 1993; Nagafuchi et al,. 1994; La Spada et al., 1991; Kawaguchi et al., 1994; Orr et al., 1993).

Diese Erkrankungen haben mehrere Gemeinsamkeiten. Klinisch gesehen handelt es sich um neurodegenerative Erkrankungen, welche sich bei den meisten Patienten zwischen dem 30. und 45. Lebensjahr manifestieren. Seltener kommen erste Symptome bereits im Kindes- oder Jugendalter vor (bei MH etwa 10 % der Fälle). Es gibt aber auch Patienten, die erst nach dem 50. Lebensjahr erkranken. All diese Erkrankungen manifestieren sich mit Bewegungsstörungen, wie beispielsweise mit Ataxien, Dystonien oder choreatiformen Bewegungsabläufen. Bei MH finden sich jedoch auch psychiatrische Symptome (Depressionen, Psychosen, manisch-depressive Zeichen). Alle Typ-1-Erkrankungen gehen mit einem Verlust von Nervenzellen und Gliose in bestimmten Arealen des Gehirns einher, ohne daß sich jedoch eine Ablagerung extrazellulären Materials oder intrazelluläre Einschlüsse nachweisen lassen. Es ist wahrscheinlich, daß diesen Erkrankungen ähnliche pathobiochemische Mechanismen zugrunde liegen.

Beziehung zwischen Erkrankungsalter und Repeat-Länge

Mit Ausnahme der SBMA (X-chromosomal) werden die Trinukleotid-Repeat-Erkrankungen vom Typ 1 autosomal-dominant bei (nahezu) vollständiger Penetranz vererbt; sie können von Generation zu Generation weitergegeben

Tab. 26: Trinukleotid-Repeat-Erkrankungen beim Menschen. UTR: untranslated region, nichttranslatierte Region.

Erkrankung	Repeat-Anzahl		Repeat-Lokalisation	Auswirkung
	Normal	Expandiert		
Typ 1				
Spinobulbäre Muskelatrophie	$(CAG)_{11-33}$	$(CAG)_{38-66}$	Kodierende Region	Verändertes Proteinbindungsverhalten?
Morbus Huntington	$(CAG)_{10-35}$	$(CAG)_{36-120}$	Kodierende Region	dito
Dentatorubropallido-luysiane Atrophie	$(CAG)_{7-25}$	$(CAG)_{49-75}$	Kodierende Region	dito
Spinozerebelläre Ataxie 1	$(CAG)_{6-39}$	$(CAG)_{41-81}$	Kodierende Region	dito
Spinozerebelläre Ataxie 3 / Machado-Joseph-Erkrankung 1	$(CAG)_{12-37}$	$(CAG)_{61-84}$	Kodierende Region	dito
Typ 2				
Fragiles-X-Syndrom FRAXA	$(CGG)_{6-52}$	$(CGG)_{230-1000}$	5'-UTR	Funktionsverlust
FRAXE	$(GCC)_{7-35}$	$(GCC)_{230-750}$	5'-UTR	Funktionsverlust
FRAXF	$(GCC)_{6-29}$	$(GCC)_{300-1000}$	?	Fragile Stelle
Fragile Stelle des Chromosom 16 FRA16A	$(CCG)_{16-49}$	$(CCG)_{1000-1900}$	?	Fragile Stelle
Jacobsen-Syndrom FRA11B	$(CGG)_{11}$	$(CGG)_{100-1000}$	5'-UTR	Fragile Stelle
Friedreich-Ataxie	$(GAA)_{9-22}$	$(GAA)_{200-900}$	Intronisch	Funktionsverlust
Myotone Dystrophie	$(CTG)_{5-37}$	$(CTG)_{50-3000}$	3'UTR	Funktionsverlust

werden. In einigen Familien findet man das Phänomen der Antizipation, d.h. einen früheren Beginn der Erkrankung in nachfolgenden Generationen. Die Ursache für dieses klinische Merkmal kann man heute mit einer Verlängerung des die Erkrankung verursachenden CAG-Trinukleotid-Repeats während der Keimzellentwicklung erklären (Sutherland & Richards, 1992). Man konnte beobachten, daß es während der Spermatogenese gehäuft zu einer Repeat-Verlängerung kommen kann, wodurch man das frühere Auftreten von Symptomen bei Kindern von manchen betroffenen Vätern erklärt. Bei nichtbetroffenen

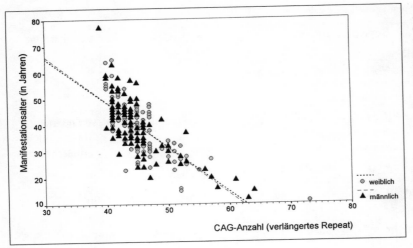

Abb. 32: Abhängigkeit des Krankheitsbeginns von der Anzahl der Repeat-Einheiten bei Typ-1-Erkrankungen. Das Erkrankungsalter von 212 Patienten mit M. Huntington (heller Punkt: weiblich; schwarzes Dreieck: männlich) wurde mit der CAG-Repeat-Länge im Huntington-Gen korreliert. Unabhängig vom Geschlecht, bestimmt die CAG-Repeatlänge mit etwa 55% das Erkrankungsalter.

Personen wird die Länge des Repeats in den entsprechenden Genen während der Keimzellentwicklung nicht verändert (Zühlke et al., 1993b).

Die normale Länge der Repeats variiert zwischen 6 und 39 Einheiten, wohingegen sie auf über 36 Einheiten (bis max. 120 Repeats) bei Betroffenen expandiert ist. Wir wissen heute, daß statistisch gesehen, die Länge der Trinukleotideinheiten indirekt mit dem Erkrankungsalter korreliert ist (Schöls & Rieß, 1996; Zühlke et al., 1993 a), d.h. Personen mit sehr langen Repeats erkranken in der Regel früher (Abb. 32). Für den Einzelfall kann jedoch anhand der Repeat-Länge keine exakte Vorhersage getroffen werden.

Neumutationen und intermediäre Repeat-Längen

Sporadische Fälle ohne positive Familienanamnese sind äußerst selten (bei MH etwa 1 %). Molekulargenetische Analysen zeigten, daß diese Patienten ebenfalls ein verlängertes CAG-Repeat aufweisen. Jeweils ein Elternteil dieser Patienten trägt auf einem Chromosom ein CAG-Repeat im sog. Intermediär- oder

Zwischenbereich, der bei MH zwischen 33 und 37 Repeat-Einheiten liegt (Rubinsztein et al., 1996). Für andere Typ-1-Trinukleotid-Repeat-Erkrankungen muß der Intermediärbereich noch näher charakterisiert werden, sodaß hier bisher keine verläßlichen Angaben vorliegen.

Biologische Auswirkung der CAG-Verlängerung

Mit Ausnahme des Androgenrezeptors, in dem CAG-Verlängerungen bei der SBMA gefunden wurden, konnte man für die anderen Gene bisher keine Funktion bzw. keine Homologie zu bekannten Genen nachweisen. Bei allen Typ-1-Trinukleotid-Repeat-Erkrankungen findet man die CAG-Repeats in einer DNA-Region, die die Information für das zu bildende Protein enthält (translatierte Region). Dabei wird der entsprechende DNA-Abschnitt im Zellkern zunächst in mRNA überschrieben (Transkription). Bei den Typ-1-Erkrankungen findet man keine Hinweise auf einen verminderten mRNA-Gehalt in den Zellen, d. h. die Transkription wird durch eine CAG-Repeat-Verlängerung nicht beeinträchtigt. Das gebildete Protein nimmt mit seinem Molekulargewicht bei einer verlängerten CAG-Repeat-Sequenz zu; dies kann als Hinweis gelten, daß die CAG-Repeat-Sequenz durchaus für einen Proteinanteil kodiert. Es konnte nachgewiesen werden, daß aus der (CAG)$_n$-Information eine Polyglutaminkette gebildet wird (Jou & Myers, 1995; Stine et al., 1995). Da nur sehr stark verkürzte CAG-Repeat-Sequenzen in den homologen Genen von Nagern gefunden wurden (Schmitt et al., 1995; Gossen et al., 1996), muß man die Frage aufwerfen, ob die Glutaminreste überhaupt für die physiologische Funktion des Proteins notwendig sind. Die Frage nach der Bedeutung der in den Genen des Menschen gefundenen (CAG)$_n$-Blöcke muß daher zunächst unbeantwortet bleiben.

Ebenfalls unklar sind die molekularen Grundlagen, die zu den pathophysiologischen Auswirkungen einer CAG-Repeat-Verlängerung führen. Zunächst wurde angenommen, daß Proteine mit langen Polyglutaminketten in der Zelle präzipitieren. Es konnte für diese Hypothese jedoch bisher kein Anhalt gefunden werden. Man diskutiert daher neue Eigenschaften des verlängerten Proteins verbunden mit einer neuen Funktion. Die Art des Funktionsgewinns ist bisher noch rein spekulativ; es könnte sich z. B. um Wechselbeziehungen zwischen DNA-DNA, DNA-Protein oder Protein-Protein handeln. Erste Hinweise für eine Protein-Protein-Interaktion sind bereits gelungen. Für das verlängerte Huntingtin-Protein konnte eine Bindung an ein bis dahin unbekanntes Protein, dem Huntingtin-assoziierten Protein-1 (HAP1) nachgewiesen werden (Li et al., 1995). Interessant ist in diesem Zusammenhang, daß man zwar das Huntingtin-Protein selbst in fast allen Geweben nachweisen konnte, aber den (ausschließlich) neuronalen Zelltod in bestimmten Gehirnregionen bisher nicht erklären konnte. HAP1 jedoch wird gerade in den neuronalen Zellen gebildet, die auch beim MH absterben (Li et al., 1996). Darüber hinaus scheint es zu unspezifischen Interaktionen

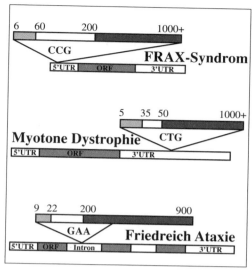

Abb. 33: Trinukleotid-Repeat-Erkrankungen vom Typ 2. Die krankheitsverursachenden Trinukleotid-Repeat-Verlängerungen sind in der 5'-nichttranslatierten Region (5'-UTR), wie im Falle des Fragile-X-Syndroms, im 3'-UTR bei der Myotonen Dystrophie und im intronischen Bereich bei der Friedreich Ataxie lokalisiert und kodieren für keine Aminosäure. Erläuterungen s. Abb. 31.

der verlängerten Genprodukte bei MH, DRPLA und SCA1 mit weiteren Proteinen, wie z. B. der Glycerinaldehyd-3-phosphatdehydrogenase, zu kommen (Burke et al., 1996). Dieses Enzym spielt eine Schlüsselrolle im Glukosestoffwechsel, der zumindest bei Patienten mit MH in betroffenen Gehirnarealen beeinträchtigt ist. Es wird sicherlich noch große wissenschaftliche Anstrengungen erfordern, die physiologischen Funktionen der Proteine und die pathophysiologischen Folgen einer Trinukleotidverlängerung aufzuklären.

Typ-2-Trinukleotid-Repeat-Erkrankungen

Die Typ-2-Trinukleotid-Repeat-Erkrankungen wurden aufgrund mehrerer unterschiedli-

133

cher Eigenschaften von den Erkrankungen, die durch eine intragenische CAG-Repeat-Verlängerung verursacht werden, abgegrenzt. Als Ursache dieser Gruppe von Erkrankungen findet man CTG-, GAA- oder CGG-Repeat-Verlängerungen, die jedoch nicht im offenen Leserahmen des Proteins lokalisiert sind und daher nicht für Aminosäuren kodieren (Abb. 33).

Gegenüber den CAG-Repeat-Verlängerungen zeigen Typ-2-Trinukleotid-Repeat-Erkrankungen einige Besonderheiten. Die Repeat-Längen bei betroffenen Individuen expandieren in der Regel bis zu mehreren Hunderten bzw. sogar Tausenden von Einheiten. Außerdem findet man eine erstaunliche somatische Instabilität, d. h. die Anzahl der Repeat-Einheiten kann sich drastisch zwischen verschiedenen Geweben und sogar Zellen unterscheiden. Die Mutationen wiederum führen nicht etwa zu veränderten Eigenschaften der Proteine, sondern zu einer verminderten Proteinsynthese, wenn auch auf verschiedenen Mechanismen beruhend.

Fragile-X-Syndrom

Das Fragile-X-Syndrom war die erste Erkrankung, bei der eine Verlängerung eines CGG-Repeats einhergehend mit einer erhöhten chromosomalen Brüchigkeit (hier eine Region auf dem langen Arm des X-Chromosoms, Xq27) nachgewiesen wurde (Oberlé et al., 1991; Verkerk et al., 1991; Yu et al., 1991). Nachfolgende Untersuchungen konnten zeigen, daß die Verlängerung in unmittelbarer Nähe (dem sog. 5'-Ende) eines Gens erfolgte (Abb. 33). Mit der Repeat-Verlängerung geht eine Methylierung dieser 5'-Region einher, was bedeutet, daß die Proteine für den sog. Transkriptionsapparat nicht mehr fest an diese Region binden können und die Transkription maßgeblich beeinträchtigt ist. Als Folge davon findet man bei betroffenen männlichen Personen keine mRNA und letztendlich

auch kein Protein, was zu den klinischen Auswirkungen des Fragile-X-Syndroms führt (s. Kap. 2). Nach wie vor bleibt ungeklärt, wieso es bei einem Verlust an Protein zu diesen Formen der geistigen Behinderung und zu den eher milden dysmorphen Merkmalen kommt.

CCG-Repeat-Verlängerungen

Weitere Erkrankungen und während der Zellkultur induzierte Brüche von Chromosomen gehen mit CCG/CGG-Repeat-Verlängerungen einher (Tab. 26). Beispielsweise konnte man CCG-Repeat-Verlängerungen beim sog. FRAXE-Syndrom (nur mit milder geistiger Retardierung einhergehend), beim FRAXF-Syndrom (ohne klinische Auffälligkeiten), bei einer brüchigen Stelle des Chromosoms 16 (Fra 16A) und des Chromosoms 11 (Fra 11B, Jacobsen-Syndrom) beim Menschen nachweisen (Parrish et al., 1994; Knight et al., 1993; Nancarrow et al., 1994; Jones et al., 1994). Für einige dieser Erkrankungen muß erst noch nachgewiesen werden, daß sich in chromosomaler Nähe zum CCG-Repeat Gene befinden, deren Funktion beeinträchtigt ist.

Myotone Dystrophie

Die myotone Dystrophie (MD) ist eine autosomal-dominant vererbte neuromuskuläre Erkrankung. MD ist die häufigste Form der Muskeldystrophien bei Erwachsenen (Inzidenz ca. 1:8000). Auch bei dieser Erkrankung findet man das bereits beschriebene Phänomen der Antizipation, welche ebenfalls durch die Verlängerung eines Trinukleotid-Repeats hervorgerufen wird. Das Repeat, eine $(CTG)_n$-Verlängerung, liegt in der 3'-nichttranslatierten Region des Gens (Abb. 33). Es ist wahrscheinlich, daß die mRNA des Gens korrekt abgelesen werden kann, jedoch instabil ist. Dies führt letztendlich zu einer reduzierten mRNA-Menge und zu einem Verlust an Protein, der Myotonin-Proteinkinase (Fu et al., 1993).

Friedreich-Ataxie

Bis vor kurzem nahm man noch an, daß nur X-chromosomal und autosomal-dominant vererbte Erkrankungen durch Trinukleotid-Verlängerungen hervorgerufen werden können. Außerdem postulierte man, daß nur Repeats mit hohem CG-Gehalt Strukturen bilden, die zur Instabilität und damit verbunden zur Verlängerung führen. Die Aufdeckung der molekularen Ursachen der Friedreich-Ataxie zeigen jedoch, daß diese Merkmale zu eng gefaßt wurden.

Die Friedreich-Ataxie wird autosomal-rezessiv vererbt. Für das Vorkommen einer Antizipation gibt es nur wenig Anhalt. Obwohl das Erkrankungsalter variieren kann, zeigen die meisten Patienten erst im Erwachsenenalter erste Symptome. Interessanterweise wurde bei etwa 95 % der Patienten mit Friedreich-Ataxie eine GAA-Repeat-Verlängerung (200–900 Einheiten) im Intron 1 des Frataxin-Gens gefunden (Abb. 33), also einem Bereich des Gens, der nicht in der reifen mRNA enthalten ist (Campuzano et al., 1996). Die Autoren spekulieren, daß die Repeat-Verlängerung mit der Prozessierung der RNA interferiert, da im Zytoplasma von Patientenzellen reife mRNA nicht nachweisbar war. Eine Friedreich-Ataxie kann aber auch durch Punktmutationen im Gen verursacht werden (ca. 5 % der Patienten); es kommt damit zum Funktionsverlust.

Ausblick

Die Entdeckung von Trinukleotid-Repeat-Verlängerungen als Ursache für genetisch bedingte Erkrankungen eröffnet viele interessante wissenschaftliche Fragestellungen.

Es ist unklar, wieso alle bisher identifizierten Erkrankungen auf der Verlängerung von Trinukleotiden, nicht aber beispielsweise von Di- oder Tetranukleotiden beruhen. Mehrere Modelle, die insbesondere auf der Struktur von CG-reichen Trinukleotid-Repeats beruhen, wurden mit der Identifizierung eines ursächlichen GAA-Repeats bei der Friedreich-Ataxie wieder verworfen. Interessant ist in diesem Zusammenhang auch, daß bisher keine natürlichen Tiermodelle für diese Erkrankungen gefunden wurden. Transgene Tiere, also Mäuse, denen man die verlängerten Repeats artifiziell eingeführt hat, entwickelten Krankheitssymptome, die den neurologischen Ausfällen beim Patienten ähneln, vererbten aber die Repeat-Längen stabil an die Nachkommen (Burright et al., 1995; Ikeda et al., 1996). Es stellt sich also die Frage, ob dem Menschen ein Kontrollmechanismus für die Stabilität der DNA-Repeat-Strukturen während der Evolution abhanden gekommen ist.

Bisher handelt es sich bei allen Trinukleotid-Repeat-Erkrankungen um neurologische Erkrankungen. Es bedarf weiterer Untersuchungen, warum gerade neurologische Krankheiten durch diesen Mutationstyp hervorgerufen werden und ob nicht auch Erkrankungen anderer Organsysteme hervorgerufen werden können. Gerade mit der Identifizierung des molekularen Defektes der Friedreich-Ataxie wird die Suche nach weiteren Trinukleotid-Repeat-Verlängerungen als Ursache auch für autosomal-rezessiv vererbte Erkrankungen verstärkt werden. Eine intensive Suche nach Genen, die Trinukleotid-Repeats enthalten, ist bereits in mehreren Labors initiiert worden (Li et al., 1993; Gastier et al., 1996) und wird die Entdeckung weiterer Trinukleotid-Repeat-Erkrankungen beschleunigen.

Glossar

Adoleszenz: Jugendalter

Allel: Eine von mehreren Formen eines Gens oder einer DNA-Sequenz an einem bestimmten Genort auf einem Chromosom. Ein Mensch besitzt an jedem Genort zwei Allele, je eines von der Mutter und eines vom Vater.

Altersperzentile (s. S. 32)

Amniozentese (s. S. 58)

Amplifikation: Vervielfältigung von einem Stück (einer Sequenz) DNA.

Anlageträgerin (s. S. 28)

Anthropometrie (s. S. 34)

Antikonvulsiva: Medikamente, die auf die Krampfanfallsbereitschaft Einfluß haben (Antikrampfmittel).

Antizipation (s. S. 30).

Autismus: Zurückgezogensein in die eigene Erlebniswelt, verbunden mit der Unfähigkeit mit der Außenwelt Kontakt aufzunehmen.

Autosom: Chromosom, das nicht den Geschlechtschromosomen, X oder Y, entspricht. Jeder Mensch hat 22 Paare der Autosomen, die mit 1 bis 22 numeriert sind, und ein Paar Gonosomen, XX bei einer Frau oder XY bei einem Mann.

Chorionzotten: Teil des Chorion frondosum, Plazentagewebe (s. S. 58).

Chromatid: DNA-Strang, der zum Chromosom kondensiert. Bei jedem Chromosom kann man zwei Isochromatidstränge unterscheiden, die am Zentromer miteinander verbunden sind.

Chromosom (s. S. 25)

Chromosoms, Aufbau eines (s. S. 27)

Chromosomenanalyse (s. S. 28)

Cortex: Hirnrinde.

Dendrit: Teil der Nervenzelle.

DNA: Engl. Abkürzung für „desoxyribonucleic acid", Desoxyribonukleinsäure. Sie ist der Träger der genetischen Information (Erbinformation), besteht aus zwei komplementären Strängen von Desoxyribonukleotiden.

Down-Syndrom bzw. Trisomie 21 (s. S. 37)

DSM-III-R: Diagnosic and Statistical Manual of Mental Disorders, 3rd revised edition.

Echolalie (s. S. 33)

Ehlers-Danlos-Syndrom: Krankheitsbild mit Veränderungen des Bindegewebes, die zu einer vermehrten Dehnbarkeit der Haut, der Sehnen und Gelenke führen.

Embryo: Der sich entwickelnde Mensch von der Befruchtung bis zum ca. 65. Tag nach der Befruchtung. Das ist der Zeitpunkt der abgeschlossenen Organentwicklung in der ca. 12. Schwangerschaftswoche. Danach spricht man vom Fetus.

Enuresis: Nächtliches Einnässen.

Epidemiologie: Früher verstand man darunter die „Seuchenlehre". Heute wird der Begriff verwendet, um die Lehre von der Häufigkeit von Erkrankungen in einer Bevölkerung zu beschreiben.

Ethnie: Bevölkerungsteil mit gleicher Abstammung.

Expression/exprimieren: Ausprägung der in den Genen enthaltenen Erbinformation.

Fertilität (s. S. 35)

Fetus: Ungeborenes Kind ab der 12. Schwangerschaftswoche. Vor der 12. Schwangerschaftswoche spricht man vom Embryo

Fingerbeerenmuster (s. S. 81)

Fmr1-„Knock-out"-Mäuse: Mäuse, bei denen durch spezielle Methoden (z.B. gezielte Bestrahlung von Stammzellen) oder durch Kreuzung das FMR1-Gen zerstört wurde. Diese Mäuse exprimieren in ihren Zellen das FMR1-Gen nicht mehr. Die Wirkung des Proteinmangels kann dann untersucht werden.

FMR1: Fragile X Mental Retardation 1.

Folsäure: Ein Vitamin, das in unserer Nahrung, z.B. in Spinat und grünem Gemüse vorkommt. In der Erbträgeranalyse wird es als Zusatzstoff zum Kulturmedium verwendet, um Zellen zum Wachstum und zur Teilung anzuregen.

Fragile site bzw. brüchige Stelle (s. S. 28)

Frame-shift-Mutation: Mutation, die zu einem Wechsel des Leserasters führt, z.B. durch Deletion oder Insertion eines oder zweier Nukleotide.

Gameten: Keimzellen; Samenzellen beim Mann, Eizellen bei der Frau.

gastrointenstinale Probleme: Probleme der Funktion von Magen und Darm.

Genfrequenz: Häufigkeit eines Gens bzw. einer Genveränderung in einer umschriebenen Bevölkerungsgruppe.

Giemsa-Bänderung (s. S. 99)

Gingivahyperplasie: Darunter versteht man die Verdickung des Zahnfleisches, die oft im Zusammenhang mit einer Behandlung mit Medikamenten auftritt, die die Krampfanfallsbereitschaft senken.

Guthrie-Karten (s. S. 69)

HAWIE: Hamburg-Wechsler-Intelligenztest.

Helix/Anthelix: Hervorspringende Anteile der Ohrmuschel. Diese Begriffe dienen der genaueren Ortsbezeichnung, welche Anteile der Ohrmuschel vergrößert sind.

hepatogen: Die Leber betreffend.

Heterodimere: Unterschiedliche Untereinheiten eines Proteins.

heterozygot: Der Begriff läßt sich am ehesten mit „gemischterbig" übersetzen. Da Anlageträgerinnen für das Fragile-X-Syndrom in der Regel zwei X-Chromosomen haben, sind Sie für die Genveränderung (FMR1-Genmutation) gemischterbig.

Hippokampus: Hirnanteil, der Teil des limbischen Systems ist.

Homodimere: Gleiche Untereinheiten eines Proteins.

Homologie: Ähnlichkeit. Hier ist die Ähnlichkeit der Genwirkung gemeint. Zwischen dem Menschen und verschiedenen Tierarten bestehen in verschiedenem Umfang solche Genähnlichkeiten. Je enger die Abstammungsverwandtschaft ist, um so häufiger findet man Ähnlichkeiten der vorhandenen Gene.

homozygot: Zwei gleichartige Allele an einem Genort; reinerbig.

Hydrozephalus: Vermehrte Flüssigkeitsansammlung in den Gehirnkammern, meist als Folge einer Abflußbehinderung der Hirnflüssigkeit.

Hyperpigmentierung (s. S. 34)

Hypotonie: Bluthochdruck.

ICD: International Classification of Diseases.

indirekte Gendiagnostik (s. S. 30)

intrauterin: In der Gebärmutter; gemeint ist damit die Zeit der Entwicklung vor der Geburt.

Inversion: Drehung eines Chromosomen-abschnittes um die eigene Achse. Dies führt zu einer veränderten Reihenfolge der Nukleotidanordnung im Chromosom.

ionisierende Strahen: Strahlen, z. B. Röntgenstrahlen, können Veränderungen der Erbsubstanz bewirken.

IQ: Intelligenzquotient.

Isochromatid: Verschiedene Formen eines Chromatids.

Item: Aus dem Englischen übernommen; Einzelaufgabe im Test.

kardial: Das Herz betreffend.

kb: Abk. für Kilobasen, d. h. 1000 Basen; Maß für die Strecke auf der DNA.

Klinefelter-Syndrom (s. S. 37)

kognitiv: Entwicklung der Funktionen, die zum Wahrnehmen eines Gegenstandes oder des Wissens beitragen.

Komorbidität: Zusammen auftretende Erkrankungen.

Kopplungsuntersuchung (s. S. 30)

Makroorchidie (s. S. 35)

Marfan-Syndrom: Krankheitsbild aus der Gruppe der Bindegewebserkrankungen mit Ausweitung der Gefäße und Großwuchs.

Masseter-Muskel: Einer der Gesichtsmuskeln, die für den Kauvorgang von Bedeutung sind.

Meiose: Reduktionsteilung die sich ausschließlich im Gewebe des Hodens oder der Eierstöcke abspielt. Sie führt zur Entste-hung von haploiden Ei- oder Samenzellen (s. S. 53).

Menopause: Wechseljahre der Frau; Zeitpunkt an dem die Eierstöcke ihre Hormonproduktion reduzieren und dann endgültig einstellen.

Meta-Analyse: Zusammenfassende Analyse von mehreren größeren Studien.

Metaphaseplatte: Darstellung der Erbanlageträger einer Zelle in kondensiertem Zustand.

Methylierung: Anhängen einer Methylgruppe an einen Abschnitt der DNA. Chemische Reaktion, durch die eine Erbanlage in ihrer Übersetzung in Protein verhindert werden kann.

Mitralklappenprolaps: Mitralklappe ist eine der Herzklappen. Beim Mitralklappenprolaps schlägt sie beim Schließen zurück.

molekulare Sonden (s. S. 26)

Morbidität: Krankheitshäufigkeit innerhalb einer Population.

Morbus Huntington: Syn. Huntington-Krankheit: Nach dem Erstbeschreiber Huntington, einem New Yorker Arzt, benannte Erkrankung, die im Volksmund auch als erblicher Veitstanz bezeichnet wird. Es handelt sich um eine neurodegenerative Erkrankung mit Beginn im Erwachsenenalter. Es kommt dabei zu einer Zunahme von Bewegungsstörungen, aber auch zu einem allmählichen Verlust der geistigen Fähigkeiten und zu psychiatrischen Symptomen. Das Krankheitsbild wird autosomal-dominant vererbt.

Muskelhypotonie: Muskelschwäche.

Mutagen: Ein Stoff der Veränderungen in der Erbsubstanz auslöst.

Mutation (s. S. 30)

nephrogen: Die Nieren betreffend.

Oogenese: Entstehungsgeschichte der Eizelle.

Orchidometer: Instrument zur Messung der Hodengröße.

Ovarialinsuffizienz (s. S. 36)

palmar: Die Handfläche betreffend.

Parese: Lähmung.

Perikaryon: Das den Zellkern umgebende Zytoplasma.

Perseveration (s. S. 33)

Perzentile: Hunderstelwert (s. a. S. 32)

Phakomatose: Neurokutane Syndrome mit Tumoren und angeboren Gefäßveränderungen an Haut und Nervensystem.

Phänotyp (s. S. 27)

plantar: Die Fußsohle betreffend.

Porenzephalie: Angeborener oder erworbener Defekt der Hirnsubstanz.

positional cloning: Positionelle Klonierung;

Klonierung eines Gens, die von seiner chromosomalen Lage ausgeht und nicht von seiner Funktion. Auch: „reverse genetics".

prä-/perinatal: Vorgeburtlich oder um den Geburtszeitpunkt gelegen.

Prämutation: (s. S. 53)

Prävalenz: Die Häufigkeit des Vorkommens einer bestimmten Krankheit zu einem bestimmten Zeitpunkt oder -periode.

Pringle-Bourneville-Syndrom: Tuberöse Sklerose, autosomal-dominant erbliche Phakomatose.

Promotor-Sequenz: Teil der DNA stromaufwärts von einem Gen, an den sich die RNA-Polymerase anheftet, wenn sie mit der Transkription beginnt.

Ptose: Herabhängen des Oberlides durch eine Lähmung oder Schwäche des Muskels, der das Oberlid hebt.

RDC: Research Diagnostic Criteria.

Repeat: Engl. „Wiederholung". Hier: Wiederholung einer bestimmten Basensequenz, aus drei Basen bestehend.

Restriktionsenzyme: Eiweiße, die die DNA an spezifischen Stellen schneiden. Sie wirken wie „genetische Scheren" (s. S. 105).

Rett-Syndrom: Form des Autismus bei Mädchen.

rezessiver Erbgang (s. S. 52)

RGG: Abk. für Arginin-Glyzin-Glyzin, ein Tripeptid.

Ribosomen: RNA-reiche Partikel, an denen die Proteinsynthese (Translation) abläuft.

RNA: Ribonukleinsäure; besteht aus ribosehaltigen Nukleotiden.

sd: Standard deviation, Standardabweichung; ein statistischer Begriff.

Sedierung: Ruhigstellung.

Sequenz: Reihenfolge der Nukleotide in einem DNA-Abschnitt.

somatische Zellen: Körperzellen, im Gegensatz zu Keimzellen.

Stöchiometrie: Molares Verhältnis der einzelnen Reaktionskomponenten in einer biochemischen Reaktion.

Strabismus: Schielen; Abweichen der Augenachsen aus der parallelen Stellung.

t-Test: Statistischer Test, mit dem man berechnen kann, ob Unterschiede zwischen zwei Untersuchungsgruppen signifikant sind.

transgene Mäuse (s. S. 36)

Trinukleotid, Triplett (s. S. 54)

Trisomie 21 (s. S. 37)

WAIS-R: Wechsler Adult Intelligence Scale, revised.

Western Blot: Methode um Proteine aufzutrennen und zu identifizieren.

Zellinie (s. S. 56)

zerebraler Gigantismus (s. S. 33)

Literatur

Abidin, R.: Parenting Stress Index. Pediatric Psychology Press, Charlottsville 1990.

American Psychiatric Association: Diagnostic and Statistical Manual of Mental Disorders. 3rd rev. ed. American Psychiatric Association, Washington DC 1987.

Arinami, T., Kundo, I., Nakajima, S.: Frequency of the fragile X syndrome in Japanese mentally retarded males. Hum. Genet. 73, 1986; 309–312.

Ashley, C. T., Sutcliffe, J. S., Kunst, C. B., Leiner, H. A., Eichler, E. E., Nelson, D. L., Warren, S. T.: Human and murine FMR-1: alternative splicing and translational initiation downstream of the CGG-repeat. Nature Genet. 4, 1993a; 244–251.

Ashley, C. T., Wilkinson, K. D., Reines, D., Warren, S. T.: FMR1 protein: conserved RNP family domains and selective RNA binding. Science 262, 1993 b; 563–568.

Asperger, H: Die autistischen Psychopathen im Kindesalter. Arch. Psych. Nervenkrankh. 117, 1944; 76–136.

Bailey, A. J.: The biology of autism. Psychol. Med. 23, 1993; 7–11.

Bailey, A. J.: Physical examination and medical investigation. In: Rutter, M., Taylor, E., Hersov, L. (eds.): Child and adolescent psychiatry: modern approaches. 3rd ed. Blackwell, Oxford 1994.

Bailey, A. J., Le Couteur, A., Rutter, M., Pickles, A., Yuzda, E., Schmidt, D., Gottesmann, I.: Obstetric and neurodevelopmental data from the British Twin Study of Autism. Psychiat. Genet. 2, 1991; S7A/1.

Baird, P. A.: Measuring births defects and handicapping disorders in the population: the British Columbia Health Surveillance Registry. Can. Med. Assoc. J. 136, 1987; 109–111.

Bakker, C. E., Verheij, C., Willemsen, R., Vanderhelm, R., Oerlemans, F., Vermey, M., Bygrave, A., Hoogeveen, A.T., Oostra, B. A., Reyniers, E., Deboulle, K., Dhooge, R., Cras, P., Van Velzen, D., Nagels, G., Martin, J. J., Dedeyn, P. P., Darby, J. K., Willems, P. J.: Fmr1 knockout mice: A model to study fragile X mental retardation. Cell 78, 1994; 23–33.

Berkovitz, G. D., Wilson, D. P., Carpenter, N. J., Brown, T. R., Migeon, C. J.: Gonadal function in men with the Martin-Bell (fragile-X) syndrome. Am. J. Med. Genet. 23, 1986; 227–239.

Blomquist, H. K., Gustavson, K. H., Holgren, G., Nordenson, I., Palsson-Strae, U.: Fragile X syndrome in mildly mentally retarded children in a Northern Swedish county. A Prevalence study. Clin. Genet. 24, 1983; 393–398.

Bolton, P., Murphy, M., Sim, L., Bailey, T., Rutter, M.: Obstetric complications in autism: consequences rather than causes of the disorder? Manuscript. 3rd World Congress on Psychiatric Genetics, New Orleans, 2–5 October 1993.

Bowen, P., Biederman, B., Swallow, K. A.: The X linked syndrome of macro-orchidism and fragile X in mentally retarded males. Hum. Genet. 61, 1978; 113–117.

Brøndum-Nielsen, K.: Diagnosis of the fragile X syndrome (Martin-Bell-syndrome). Clinical findings in 27 males with the fragile site at Xq28. J. Ment. Defic. Res. 27, 1983; 211–226.

Brown, W. T.: Invited Editorial: The FRAXE Syndrome: Is it time for routine screening? Am. J. Hum. Genet. 58, 1996; 903–905.

Brown, W. T., Friedman, E., Jenkins, E. C., Brooks, J., Wisniewski, K., Raguthu, S., French, J. H.: Association of fragile X syndrome with autism. Lancet 1, 1982 a; 100.

Brown, W. T., Jenkins, E. C., Cohen, I. L., Fisch, G. S., Wolf-Schein, E. G., Gross, A., Waterhouse, L., Fein, D., Mason-Brothers, A., Ritvo, E. et al.: Fragile X and autism: A multicenter survey. Am. J. Med. Genet. 23, 1986; 341–352.

Brown, W. T., Jenkins, E. C., Friedman, E., Brooks, J., Wiesniewski, K., Raguthen, S., French, J.: Autism is associated with fragile X syndrome. J. Autism. Dev. Dis. 12, 1982 b; 303–308.

Bundey, S., Carter, C. O.: Recurrence risks in severe undiagnosed mental deficiency. J. Ment. Def. Res. 18, 1974; 115–134.

Bundey, S., Webb, T., Thake, A., Todd, J.: A community study of severe mental retardation in the West- Midlands and the importance of the fragile X chromosome in its aetiology. J. Med. Genet. 22, 1985; 258–266.

Burke, J. R., Enghild, J. J., Martin, M. E., Jou, Y. S., Myers, R. M., Roses, A. D., Vance, J. M., Strittmatter, W. J.: Huntingtin and DRPLA proteins selectively interact with the enzyme GAPDH. Nat. Med. 2, 1996; 347–350.

Burright, E. N., Clark, H. B., Servadio, A., Matilla, T., Feddersen, R. M., Yunis, W. S., Duvick, L. A., Zoghbi, H. Y., Orr, H. T.: SCA1 transgenic mice: A model for neurodegeneration caused by an expanded CAG trinucleotide repeat. Cell 82, 1995; 937–948.

Butler, M. G., Pratesi, R., Watson, M. S., Breg, W. R., Singh, D. N.: Anthropometric and craniofacial patterns in mentally retarded males with emphasis on the fragile X syndrome. Clin. Genet. 44, 1993; 129–138.

Camerino, G., Mattei, M. G., Mattei, J. F., Jaye, M., Mandel, J. L.: Close linkage of fragile X-mental retardation syndrome to haemophilia B and transmission through a normal male. Nature 306, 1983; 701–704.

Campuzano, V., Montermini, L., Molto, M. D., Pianese, L., Cossee, M., Cavalcanti, F., Monros, E., Rodius, F., Duclos, F., Monticelli, A. et al.: Friedreich's ataxia: Autosomal recessive disease caused by an intronic GAA triplet repeat expansion. Science 271, 1996; 1423–1427.

Cantu, J. M., Scaglia, H. E., Medina, M., Gonzàlez-Diddi, M., Morato, T., Moreno, M. E., Perez-Palacios, G.: Inherited congenital normofunctional testicular hyperplasia and mental deficiency. Hum. Genet. 33, 1976; 23–33.

Carpenter, N. J., Leichtman, L. G., Say, B.: Fragile X-linked mental retardation. Am. J. Dis. Child. 136, 1982; 392–398.

Ciancetti, C., Sannio-Fancello, G., Fratta, A. L., Manconi, F., Orana, A., Pischedda, M. P., Pruna, D., Spinicci, G., Archidiacono, N., Filippi, G.: Neuropsychological, psychiatric and physical manifestations in 149 members from 18 fragile-X families. Am. J. Med. Genet. 40, 1980; 234–243.

Cohen, I. L., Sudhalter, V., Pfadt, A., Jenkins, E. C., Brown, W. T.: Why are autism and fragile-X syndrome associated? Conceptual and methodological issues. Am. J. Hum. Genet. 48, 1991; 195–202.

Cohen, I. L., Vietze, P. M., Sudhalter, V., Jenkins, E. C., Brown, W.T.: Parent-child dyadic gaze patterns in fragile X males and in non-fragile X males with autistic disorder. J. Child Psychol. Psychiat. 6, 1989; 845–856.

Coy, J. F., Sedlacek, Z., Bachner, D., Hameister, H., Joos, S., Lichter, P., Delius, H., Poustka, A.: Highly conserved 3'UTR and expression pattern of FXR1 points to a divergent gene regulation of FXR1 and FMR1. Hum. Mol. Genet. 4, 1995; 2209–2218.

Craft, N.: Study supports screening for the fragile X syndrome. BMJ 310, 1995; 148.

Dar, H., Chemke, T., Schaap, T., Chaki, R., Bait-Or, H., Cohen, H., Borochowitz, Z., Falik-Borenstein, Z., Gelman-Kohan, Z., Chemke, J.: Ethnic distribution of the fragile X syndrome in Israel: evidence of founder chromosomes (?). Isr. J. Med. Sci. 31, 1995; 323–325.

Davies, K. E.: The fragile X syndome. Oxford Universitiy Press, Oxford 1989.

Dawson, A. J., Chodirker, B. N., Chudley, A. E.: Frequency of FMR1 premutations in a consecutive newborn population by PCR screening of Guthrie blood spots. Biochem. Mol. Med. 56, 1995; 63–69.

De Boulle, K., Verkerk, A. J., Reyniers, E., Vits, L., Hendrickx, J., Van Roy, B., Van den Bos, F., de Graaff, E., Oostra, B. A, Willems, P. J.: A point mutation in the FMR-1 gene associated with fragile X mental retardation. Nature Genet. 3, 1993; 31–35.

De Graaff, E., Willemsen, R., Zhong, N., De Die-Smulders, C. E. M., Brown, W. T., Freling, G., Oostra, B.A.: Instability of the CGG repeat and expression of the FMR1 protein in a male fragile X patient with a lung tumour. Am. J. Hum. Genet. 57, 1995; 609–618.

de Vries, B. B. A., Wiegers, A. M., Smits, A. P. T., Mohkamsing, S., Duivenvoorden, H. J.,

Fryns, J. P., Curfs, L. M. G., Halley, D. J. J., Oostra, B. A., van den Ouweland, A. M. W.: Mental status of females with an FMR1 gene full mutation. Am. J. Med. Genet. 58, 1996; 1025–1032.

Debakan, A.: Persisting clone of cells with an abnormal chromosome in a woman previously irradiated. J. Nucl. Med. 6, 1965; 740–746.

Devys, D., Lutz, Y., Rouyer, N., Bellocq, J. P., Mandel, J. L.: The FMR-1 protein is cytoplasmic, most abundant in neurons and appears normal in carriers of a fragile X premutation. Nature Genet. 4, 1993; 335–340.

Dorn, M. B., Mazzoccoco, M. M., Hagerman, R. J.: Behavioral and psychiatric disorders in adult male carriers of fragile X. J. Am. Acad. Child Adolesc. Psychiatry 33, 1994; 256–264.

Dreesen, J. C., Geraedts, J. P., Dumoulin, J. C., Evers, J. L., Pieters, M. H.: RS46(DXS548) genotyping of reproductive cells: approaching preimplantation testing of the fragile-X syndrome. Hum. Genet. 96, 1994; 323–329.

DSM-IV American Psychiatric Association: Diagnostic and Statistical Manual of Mental Disorders 4th ed. American Psychiatric Association, Washington DC 1994

Dykens, E., Leckman, J., Paul, R., Watson, M.: Cognitive, behavioral, and adaptive functioning in fragile X and non-fragile X retarded men. J. Autism Develop. Disorders 18, 1988; 41–51.

Eberhart, D. E., Maletr, H. E., Feng, Y., Warren, S. T.: The fragile X mental retardation protein is a ibosonucleoprotein containing both nuclear localization and nuclear export signals. Hum. Mol. Genet. 5, 1996; 1083–1091.

Eichler, E. E., Holden, J. A., Popovich, B. W., Reiss, A. L., Snow, K., Thibodeau, S. N., Richards, C. S., Ward, P. A., Nelson, D. L.: Lenth of uninterrupted CGG repeats determines instability in the FMR1 gene. Nature Genet. 8, 1994; 88–94.

Eichler, E. E., Macpherson, J. N., Murray, A., Jacobs, P. A., Chakravarti, A., Nelson, D. L.: Haplotype and interspersion analysis of the FMR1 CGG repeat identifies two different mutational pathways for the origin of the fragile X syndrome. Hum. Mol. Genet. 5, 1996; 319–330.

Einfeld, S., Tonge, B., Florio, T.: Behavioural and emotional disturbance in fragile X syndrome. Am. J. Med. Genet. 51, 1994; 386–391.

Escalante, J. A., Grunspun, H., Frota-Pessoa, O.: Severe sex-linked mental retardation. J. Génét. Hum. 71, 1971; 137–140.

Falkai, P., Bogerts, B., Schneider, T., Greve, B., Pfeiffer, U., Pilz, K., Gonsiorzcyk, C., Majtenyi, C., Ovary, I.: Disturbed planum temporale asymmetry in schizophrenia. A quantitative post-mortem study. Schizophr. Res. 14, 1995; 161–176.

Fehlow, P., Miosge, W., Walther, F.: Assoziation von Saethre-Chotzen und fra-X-Syndrom. Klin. Pädiatr. 206, 1994; 410–411.

Feng, Y., Lakkis, D., Warren, S. T.: Quantitative comparison of FMR1 gene expression in normal and premutation alleles. Am. J. Hum. Genet. 56, 1995; 106–113.

Finelli, P. F., Pueschel, S. M., Padre-Mendoza, I., O'Brien, M. M.: Neurological findings in patients with the fragile-X syndrome. J. Neurol. Neurosurg. Psychiatry 48, 1985; 150–153.

Fisch, G.S.: Is autism associated with the fragile X syndrome? Am. J. Med. Genet. 43, 1992; 47–55.

Fisch, G. S., Arinami, T., Froster-Iskenius, U. G., Fryns, J. P., Curfs, L. M., Borghgraef, M., Howard-Peebles, P. N., Schwartz, C. E., Simensen, R. J., Shapiro, L. R.: The relationship between age and IQ among fragile X males: A multicenter study. Am. J. Med. Genet. 38, 1991; 481–487.

Fisch, G. S., Shapiro, L. R., Simensen, R., Schwartz, C. E., Fryns, J. P., Borghgraef, M., Curfs, L. M., Howard-Peebles, P. N., Arinami, T., Mavrou, A.: Longitudinal changes in IQ among fragile X males: clinical evidence of more than one mutation? Am. J. Med. Genet.43, 1992; 28–34.

Fishburn, J., Turner, G., Daniel, A., Brookwell, R.: The diagnosis and frequency of X-linked conditions in a cohort of moderately retarded males with affected brothers. Am. J. Med. Genet. 14, 1983; 713–724.

Fombonne, E., Mazaubrunn, C.: Prevalence of infantile autism in four French regions. Soc. Psychiatry Psychiatr. Epidemiol. 27, 1992; 203–210.

Franke, P., Barbe, M., Leboyer, M., Maier, W.: Fragile X Syndrome. II. Cognitive and behavioral correlates of mutations of the FMR-1 gene. Europ. Psychiatry 5, 1996 a; 227–232.

Franke, P., Maier, W., Hautzinger, M., Weiffenbach, O., Gansicke, M., Iwers, B., Poustka, F., Schwab, S. G., Froster, U. G.: Fragile X carrier females: Evidence for a distinct psychopathological phenotype? Am. J. Med. Genet. 64, 1996 b; 334–339.

Fras, I., Major, L. F.: Clinical experience with risperidone. Letter. J. Am. Acad. Child Adolesc. Psychiatry 34, 1995; 833.

Freund, L.S., Reiss, A.L., Hagerman, R., Vinogradow, S.: Chromosome fragility and psychopathology in obligate female carriers of the fragile-X chromosome. Arch. Gen. Psychiatry 49, 1992; 54–60.

Frith, U.: Autism. Explaining the enigma. Blackwell, Oxford 1989.

Froster-Iskenius, U. G.: Das Marker-X-Syndrom: Aktuelle Entwicklung und Gründung einer Elterninitiative. Sozialpädiatrie 14, 1992; 365–369.

Froster-Iskenius, U. G., Felsch, G., Schirren, C., Schwinger, E.: Screening for fra(X)(q) in a population of mentally retarded males. Hum. Genet. 63, 1983; 153–157.

Froster-Iskenius, U. G., Schwinger, E., Weigert, M., Fonatsch, C.: Replication pattern in XXY cells with fra(X). Hum. Genet. 60, 1982; 278–280.

Fryns, J. P.: X-linked mental retardation and the fragile X syndrome: A clinical approach. In: Davies, K. E. (ed.): The Fragile X Syndrome. Oxford University Press, Oxford 1989; 1–39.

Fryns, J. P., Moerman, F., Gilis, I., d'Espallier, Van den Berghe, H.: Suggestively increased incidence of infant death in children of fra(X) positive mothers. Am. J. Med. Genet. 3, 1988; 73–75.

Fu, Y. H., Friedman, D. L., Richards, S., Pearlman, J. A., Gibbs, R. A., Pizzuti, A., Ashizawa, T., Perryman, M. B., Scarlato, G., Fenwick, R. G., jr. et al.: Decreased expression of myotonin-protein kinase messenger RNA and protein in adult form of myotonic dystrophy. Science 260, 1993; 235–238.

Fu, Y., Kuhl, D. P. A., Pizzuti, A., Pieretti, M., Sutcliffe, J. S., Richards, S., Verkerk, A. J. M. H., Holden, J. J. A., Fenwick, R. G., Warren, S. T., Oostra, B. A., Nelson, D. L., Caskey, C. T.: Variation of the CGG repeat at the fragile X site results in genetic instability: resolution of the Sherman paradox. Cell 67, 1991; 1047–1058.

Gardner, R. J. M., Snart, R. D., Cornell, J. M., Merckel, L. M., Beighton, P.: The fragile X chromosome in a large Indian kindred. Clin. Genet. 23, 1983; 311–317.

Gastier, J. M., Brody, T., Pulido, J. C., Businga, T., Sunden, S., Hu, X., Maitra, S., Buetow, K. H., Murray, J. C., Sheffield, V. C., Boguski, M., Duyk, G. M., Hudson, T. J.: Development of a screening set for new (CAG/CTG)n dynamic mutations. Genomics 32, 1996; 75–85.

Gebhart, E.: Chemische Mutagenese. Fischer, Stuttgart 1977.

Gillberg, C.: Identical triplets with infantile autism and the fragile X syndrome.Br. J. Psychiatry 143, 1983; 256–260.

Gillberg, C.: Autism and pervasive developmental disorders. J. Child Psychol. Psychiatry 31, 1990 a; 99–110.

Gillberg, C.: Medical work-up in children with autism and Asperger syndrome. Brain Dysfunct. 3, 1990b; 249–260.

Gillberg, C., Colemann, M.: The biology of the autistic syndromes. 2nd ed. MacKeith, London 1992.

Gillberg, C., Steffenburg, S., Jakobsson, G.: Neurobiological findings in 20 relatively gifted children with Kanner-type autism or Asperger syndrome. Dev. Med. Child Neurol. 29, 1987; 641–649.

Gillberg, C., Wahlström, J.: Chromosome abnormalities in infantile autism and other childhood psychoses: A population study of 66 cases. Dev. Med. Child Neurol. 27, 1985; 293–304.

Goldson, E., Hagerman, R. J.: Fragile X syndrome and failure to thrive. AJDC 147, 1993; 605–607.

Gontrad, A. von: Die Psychopathologie des fragilen X Syndroms. Zeitschr. Kinder- und Jugendpsychiatr. 17, 1989; 91–97.

Gossen, M., Schmitt, I., Obst, K., Wahle, P., Epplen, J. T., Riess, O.: cDNA cloning and expression of rscal, the rat counterpart of the human spinocerebellar ataxia type 1 gene. Hum. Mol. Genet. 5, 1996; 381–389.

Grouchy, J. de, Turleau, C.: Atlas des maladies chromosomiques. Expansion Scientifique, Paris 1977; 98–105.

Gruppo Siciliano di cooperazione per lo studio del cromosoma X fragile: The fragile X in Sicily: an epidemiological survey. 3rd Intern. Workshop on the Fragile X and X-linked Mental Retardation. Troina 13–16. Sept. 1987.

Gruzelier, J., Seymour, K., Wilson, L., Jolly, A., Hirsch, S.: Impairrnent on neuropsychological tests of temporohippocampal and frontohippocampal functions and word fluency in remitting schizophrenia and affective disorders. Arch. Gen. Psychiatry 45, 1988; 623–629.

Guerrini, R., Dravet, C., Ferrari, A. R., Battaglia, A., Mattei, M. G., Salvadori, P., Genton, P., Pfanner, P.: Evoluzione dell' epilessia nelle più frequenti forme genetiche con ritardo mentale (sindrome di Down e sindrome dell' X fragile). Pediatr. Med. Chir. 15, 1993 (Suppl.1); 19–2.

Gurling, H. Candidate genes and favoured loci: strategies for molecular genetic research into schizophrenia, manic depression, autism, alcoholism and Alzheimer`s disease. Psychiatric Develop. 4, 1989; 289–309.

Gustavson, K. H., Blomquist, H. K., Holmgren, G.: Prevalence of the fragile-X syndrome in mentally retarded children in a Swedish county. Am. J. Med. Genet. 23, 1986; 581–587.

Gustavson, K. H., Holmgren, G., Blomquist, H. K., Mikkelsen, M., Mortenson, I., Poulson, H., Tommerup, N.: Familial X-linked mental retardation and fragile X-chromosomes in two Swedish families. Clin. Genet. 19, 1981; 101–110.

Gustavson, K. H., Holmgren, G., Jonsell, R., Blomquist, H. K.: Severe mental retardation in children in a Northern Swedish county. J. Ment. Defic. Res. 2, 1977; 161–180.

Hagerman, R. J.: Medical follow-up and pharmacotherapy. In: Hagerman, R. J., Cronister, A. C. (eds.): Fragile X Syndrome: Diagnosis, Treatment, and Research. 2nd ed. John Hopkins University Press, Baltimore MD 1996a; 283–331.

Hagerman, R. J.: Physical and Behavioral Phenotype. In: Hagerman, R. J., Cronister, A. C. (eds.): Fragile X Syndrome: Diagnosis, Treatment, and Research. 2nd ed. John Hopkins University Press, Baltimore MD 1996b; 3-87

Hagerman, R. J., Altshul-Stark, D., McBogg, P.: Recurrent otitis media in boys with the fragile X syndrome. Am. J. Dis. Child 141, 1987; 184–187.

Hagerman, R. J., Amiri, K., Cronister, A.: Fragile X checklist. Am. J. Med. Genet. 38, 1991; 283–287.

Hagerman, R. J., Jackson, A. W., Levitas, A., Rimland, B., Braden, M.: An analysis of autism in fifty males with the fragile X syndrome. Am. J. Med. Genet. 23, 1986; 359–375.

Hagerman, R. J., Murphy, M., Wittenberger, M.: A controlled trial of stimulant medication in children with fragile X syndrome. Am. J. Med. Genet. 30, 1988; 377–392.

Hagerman, R. J., Riddle, J. E., Roberts, L. S., Breese, K., Fulton, M.: Survey of the efficacy of clonidine in fragile X syndrome. Dev. Brain Dysfunct. 8, 1995; 336–344.

Hagerman, R. J., Silverman, A.: Fragile X Syndrome. Diagnosis, treatment and research. John Hopkins University Press, Baltimore 1991.

Hagerman, R. J., Smith, A. C. M., Mariner, R.: Clinical features of the fragile X syndrome. In: Hagerman, R. J., McRenzie, P. (eds): The Fragile X Syndrome. Spectra Publishing Co. Inc., Dillon Colorado 1983; 17–53.

Hagerman, R. J., van Housen, K., Smith, A. C. M., McGavran, L.: Consideration of connective tissue dysfunction in the fragile X syndrome. Am. J. Med. Genet. 17, 1984; 111–121.

Hagerman, R. J., Wilson, P., Staley, L. W., Lang, K. A., Fan, T., Ahlhorn, C., Jewell-Smart, S., Hull, C., Drisko, J., Flom, K., Tylor, A. K.: Evaluation of school children at high risk for fragile X syndrome utilizing buccal cell FMR-1 testing. Am. J. Med. Genet. 51, 1994; 474–481.

Hall, J. G., Froster-Iskenius, U. G., Allanson, J. E.: Handbook of normal physical measurements. Oxford University Press, Oxford 1989.

Hallmayer, J., Pintado, E., Lotspeich, L., Spiker, D., McMahon, W. M., Petersen, P. B., Nicholas, P., Pingree, C., Wond, D., Kraemer, H. C., Wong, D. L., Ritvo, E.,

Lin, A., Hebert, J., Cavalli-Sforza, L. L., Ciaranello, R. D.: Molecular analysis and test of linkage between the FMR-1 gene and infantile autism in multiplex families. Am. J. Hum. Genet. 55, 1994; 951–959.

Hämmerle, S., Froster, U. G., Niederer, P., Anliker, M., Walt, H.: Imaging the Fragile X with the scanning force microscope (SFM). 27th Annual meeting of the USGEB/USSBE, Fribourg, 30.–31. März 1995.

Happé, F. G. E.: Wechsler IQ profile and theory of mind in autism. J. Child Psychol. Psychiatry 35, 1994; 1461–1471.

Harper, J. C.: Preimplantation diagnosis of inherited disease by embryo biopsy: an update of the world figures. J. Assist. Reprod. Genet. 13, 1996; 90–95.

Harrison, C. J., Allen, T. D., Harris, R.: Scanning electron microscopy of variations in human metaphase chromosome structure revealed by Giemsa banding. Cytogenet. Cell. Genet. 35, 1983b; 21–27.

Harrison, C. J., Jack, E. M., Allen, T. D., Harris, R.: The fragile X: a scanning electron miscroscope study. J. Med. Genet. 20, 1983a; 280–285.

Harvey, J., Judge, C., Wiener, S.: Familial X-linked mental retardation with a X-chromosome abnormality. J. Med. Genet. 14, 1977; 46–50.

Hecht, J., Moore, C., Scott, C.: A recognizable syndrome of sex-linked mental retardation, large testes and marker X-chromosome. South. Med. 74, 1981; 1493–1496.

Heitz, D., Devys, D., Imbert, G., Kretz, C., Mandel, J. L.: Inheritance of the fragile X syndrome: Size of the fragile X premutation is a major determinant of the transition to full mutation. J. Med. Genet. 29, 1992; 794–801.

Heller, J.: A personal story of success with technology. Fragile X Advocate 2, 1996; 22–23.

Herbst, D. S.: Non-specific X-linked mental retardation 1: A review with information from 24 new families. Am. J. Med. Genet. 7, 1980; 443–460.

Herbst, D. S., Dunn, H., Dill, F. J., Kalousek, D. K., Krywaniuk, L.W.: Further delineation of X-linked mental retardation. Hum. Genet. 58, 1981; 366–372.

Herbst, D. S., Miller, J. R.: Nonspecific X-linked mental retardation. II. The frequency in British Columbia. Am. J. Med. Genet. 7, 1980; 461–469.

Hergesberg, M., Matsuo, K., Gassmann, M., Schaffner, W., Luscher, B., Rulicke, T., Aguzzi, A.: Tissue-specific expression of a FMR1/beta-galactosidase fusion gene in transgenic mice. Hum. Mol. Genet. 4, 1995; 359–366.

Hilton, D. K., Martin, C. A., Heffron, W. M., Hall, D. D., Johnson, G. L.: Imipramine treatment of ADHD in a fragile X child. J. Am. Acad. Child Adolesc. Psychiatr. 30, 1991; 831–834.

Hinds, H. L., Ashley, C. T., Sutcliffe, J. S., Nelson, D. L., Warren, S. T., Housman, D. E., Schalling, M.: Tissue specific expression of FMR-1 provides evidence for a functional role in fragile X syndrome. Nature Genet. 3, 1993; 36–43.

Hinton, V. J., Dobkin, C. S., Halperin, J. M., Jenkins, E. C., Brown, W. T., Ding, X. H., Cohen, I. I., Rousseau, F., Miezejeski, C.M.: Mode of inheritance influences behavioral expression and molecular control of cognitive deficits in female carriers of the fragile X syndrome. Am. J. Med. Genet. 43, 1992; 87–95.

Hirst, M., Grewal, P., Flannery, A., Slatter, R., Maher, E., Barton, D., Fryns, J. P., Davies, K.: Two new cases of FMR1 deletion associated with mental impairment. Am. J. Hum. Genet. 56, 1995; 67–74.

Hirth, L., Singh, S., Schilling, S., Müller, E., Goedde, H.W.: Dermatoglyphic findings in patients with fragile X chromosome. Clin. Genet. 27, 1985; 118–121.

Hoffmann, W., Dannheim, T., Grell-Büchtmann, I., Heimers, A., Nahrmann, A., Schröder, H., Schmitz-Feuerhake, I.,

Tomalik, P.: Quantitative Chromosomen-aberrationensanalyse zur retrospektiven Dosisermittlung nach Exposition mit ionisierender Strahlung. Biologische Dosimetrie. Bioforum 10, 1991; 381-385.

Holloway, S., Hagerman, R. J.: Temporal sleep characteristics of young fragile X boys. Zur Veröffentlichung eingereicht.

Howard-Peebles, P. N., Howell, W. M.: Behavior of chromosome cores at heritable fragile sites16q22 and Xq27. Cytogenet. Cell Genet. 31, 1981; 115–119.

Howard-Peebles, P. N., Stoddard, G. R.: X-linked mental retardation with macro-orchidism and marker X chromosomes. Hum. Genet. 50, 1979; 247–251.

Howell, R. T., McDermott, A.: Replication status of the fragile X chromosome fra(X)(q27), in three heterozygous females. Hum. Genet. 62, 1982; 282–284.

Hunt, A., Shepherd, C.: A prevalence study of autism in tuberus sclerosis. J. Autism Develop. Disorders 23, 1993; 323–339.

Iida, T., Nakahori, Y., Tsutsumi, O., Taketani, Y., Nakagome, Y.: The CpG island of the FMR-1 gene is methylated differently among embryonic tissues: implication for prenatal diagnosis. Hum. Reproduct. 9, 1994; 1471–1473.

Ikeda, H., Yamaguchi, M., Sugai, S., Aze, Y., Narumiya, S., Kakizuka, A.: Expanded polyglutamine in the Machado-Joseph disease protein induces cell death in vitro and in vivo. Nat. Genet. 13, 1996; 196–202.

Ishikiriyama, S., Niikawa, N.: Two Japanese patients with fragile X syndrome. Teratology 28, 1983; 30A.

Jacky, P. B., Ahuja, Y. R., Anyane-Yeboa, K., Breg, W. R,. Carpenter, N. J., Froster-Iskenius, U. G., Fryns, J. P., Gustavson, K. H., Hoegerman, S. F., Holmgren, G., Howard-Peebles, P. A., Jenkins, E. C., Neri, G., Pettigrew, A., Schaap, T., Schonenberg, S. A., Shapiro, L. R., Spinner, N., Steinbach, P., Vianna-Mor-gante, A. M., Watson, M. S., Wilmot, P. L.:** Guidelines for the preparation and analysis of the fragile X chromosome in lymphocytes. Am. J. Med. Genet. 38, 1991; 400–403.

Jacobs, P. A., Bullman, H., MacPherson, J., Youings, S., Rooney, V., Watson, A., Dennis, N. R.: Population studies of the fragile X:a molecular approach. J. Med. Genet. 30, 1993; 454–459.

Jacobs, P. A., Glover, T. W., Mayer, M., Fox, P., Gerrard, J. W., Dunn, H. G., Herbst, D. S.: X-linked mental retardation: A study of 7 families. Am. J. Med. Genet. 7, 1980; 471–489.

Jacobs, P. A., Mayer, M., Matsuura, J., Rhoads, F., Yee, S. C.: A cytogenetic study of a population of mentally retarded males with special reference to the marker(X) syndrome. Hum. Genet. 63, 1983; 139–148.

Jenkins, E. C., Brown, W. T., Duncan, C. J., Brooks, J., Yishay, M. B., Giordano, F. M., Nitkowsky, H. M.: Feasibility of fragile X chromosome prenatal diagnosis demonstrated. Lancet II, 1981; 1292.

Jennings, M., Hall, J. G., Hoehn, H.: Significance of phenotypic and chromosomal abnormalities in X-linked mental retardation (Martin-Bell or Renpenning syndrome). Am. J. Med. Genet. 7, 1980; 417–432.

Johannisson, R., Froster-Iskenius, U., Saadallah, N., Hulten, M.: Spermatogenesis in two patients with the fragile X syndrome. II. First meiosis: Light and electron microscopy. Hum. Genet. 79, 1988; 231–234.

Jones, C., Slijepcevic, P., Marsh, S., Baker, E., Langdon, W. Y., Richards, R. I., Tunnacliffe, A.: Physical linkage of the fragile site FRA11B and a Jacobson syndrome chromosome deletion breakpoint in 11q23.3. Hum. Mol. Genet. 3, 1994; 2123–2130.

Kähkönen, M., Alitalo, T., Airaksimen, E., Matilainen, R., Launiala, K., Autio, S., Leisti, J.: Prevalence of the fragile X syndrome in four birth cohorts of children of school age. Hum. Genet. 77, 1987; 85–87.

Kaiser-McKaw, B., Hecht, F., Cadien, J. D., Moore, B. C.: Fragile X linked mental retardation. Am. J. Med. Genet. 7, 1980; 503–505.

Kanner, L.: Autistic disturbances of affectiv contact. Nerv. Child. 2, 1943; 217–250.

Kawaguchi, Y., Okamoto, T., Taniwaki, M., Aizawa, M., Inoue, M., Katayama, S., Kawakami, H., Nakamura, S., Nishimura, M., Akiguchi, I. et al.: CAG expansions in a novel gene for Machado-Joseph disease at chromosome 14q32.1. Nat. Genet. 8, 1994; 221–228.

Kemper, M. B., Hagerman, R. J., Altshul-Stark, D.: Cognitive profiles of boys with the fragile X syndrome. Am. J. Med. Genet. 30, 1988; 191–200.

Khandjian, E. W., Corbin, F., Woerly, S., Rousseau, F.: The fragile X mental retardation protein is associated with ribosomes. Nature Genet 12, 1996; 91–93.

Khandjian, E. W., Fortin, A., Thibodeau, A., Tremblay, S., Cote, F., Devys, D., Mandel, J. L., Rousseau, F.: A heterogeneous set of FMR1 proteins is widely distributed in mouse tissues and is modulated in cell culture. Hum. Mol. Genet. 4, 1995; 783–790.

Klauck, S. M., Münstermann, E., Schmötzer, G., Bieber-Martig, B., Werner, K., Poustka, A., Poustka, F.: Autism: Molecular genetic analysis of the FMR-1 gene in a large collection of patients. Hum. Genet. 100, 1997; 224–229.

Knight, S. J. L., Flannery, A. V., Hirst, M. C., Compbell, L., Christodoulou, Z., Phelps, S. R., Pointon, J., Middleton-Price, H. R., Barnicoat, A., Pembrey, M. E. et al.: Trinucleotide repeat amplification and hypermethylation of a CpG island in FRAXE mental retardation. Cell 74, 1993; 127–134.

La Spada, A. R., Wilson, E. M., Lubahn, D. B., Harding, A. E., Fischbeck, K. H.: Androgen receptor gene mutations in X-linked spinal and bulbar muscular atrophy. Nature 352, 1991; 77–79.

Lacassie, Y. S. et al. The fragile X syndrome. Report of the first patient cytogenetically confirmed in Chile. Revista Chilena de Pediatria 54, 1982; 410–416.

Lachiewicz, A., Spiridigliozzi, G., Gullion, C., Ransford, S., Rao, K.: Aberrant behaviors of young boys with fragile X syndrome. Am. J. Ment. Retard. 98, 1994; 567–579.

Larbrisseau, A., Jean, P., Messier, B., Richer, C. L.: Fragile X chromosome and X-linked mental retardation. Can. Med. Assoc. J. 127, 1982; 123–127.

Largo, R., Schinzel, A.: Development and behavioural disturbances in 13 boys with fragile X syndrome. Eur. J. Ped. 143, 1985; 269–275.

Leckman, J. F., Detlor, J., Harcherik, D. F., Ort, S., Shaywitz, B. A., Cohen, D. J.: Short and longterm treatment of Tourette's syndrome with clonidine: A clinical perspective. Neurology 35, 1985; 343–351.

Leckman, J. F., Hardin, M., Riddle, M., Stevenson, J., Ort, S., Cohen, D.: Clinidine treatment of Gilles de la Tourette' syndrome. Arch. Gen. Psychiat. 48, 1991; 324–328.

LeCouteur, A., Rutter, M., Lord, C., Rios, P., Robertson, S., Holdgrafer, M., Mc Lennan, J.: Autism diagnostic interview: a standardized investigator-based interview. J. Autism Dev. Dis. 19 (3), 1989; 363–387.

Lehrke, R.: A theory of X-linkage of major intellectual traits. Am. J. Ment. Defic. 76, 1972; 611–619.

Lehrke, R.: X-linked mental retardation and verbal disability. BD:OAS X 1, 1974; 1–100.

Levitas, A., Hagerman, R. J., Braden, M., Rimland, B., McBogg, P., Matteus, I.: Autism and fragile X syndrome. J. Dev. Behav. Pediatr. 3, 1983; 151–158.

Li, S. H., McInnis, M. G., Margolis, R. L., Antonarakis, S. E., Ross, C. A.: Novel triplet repeat containing genes in human brain:

Cloning, expression, and length polymorphisms. Genomics 16, 1993; 572–579.

Li, X. J., Li, S. H., Sharp, A. H., Nucifora, F. C. jr., Schilling, G., Lanahan, A., Worley, P., Snyder, S. H., Ross, C. A.: A huntingtin-associated protein enriched in brain with implications for pathology. Nature 378, 1995; 398–402.

Li, X. J., Sharp, A. H., Li, S. H., Dawson, T. M., Snyder, S. H., Ross, C. A.: Huntingtin-associated protein (HAP1): Discrete neuronal localizations in the brain resemble those of neuronal nitric oxide synthase. Proc. Natl. Acad. Sci. USA 93, 1996; 4839–4844.

Lisch, S. R., Rühl, D., Sacher, A., Schmötzer, G., Poustka, A., Poustka, F. Beziehungen zwischen autistischem Syndrom und dem FraX-Syndrom. In: Baumann, P. (Hrsg.): Biologische Psychiatrie der Gegenwart. Springer, Wien 1993; 390–398.

Loesch, D. Z.: Dermatoglyphic findings in fragile X syndrome: a causal hypothesis points to X-Y interchange. Ann. Num. Genet. 50, 1986; 385–398.

Lombroso, P. J., Scahill, L., King, R. A., Lynch, K. A., Chappell, P. B., Peterson, B. S., McDougle, C. J., Leckman, J. F.: Risperidone treatment of children and adolescents with chronic tic disorders: A preliminary report. J. Am. Acad. Child. Adoles. Psychiat. 34, 1995; 1147–1152.

Lord, C., Rutter, M., Le Couteur, A.: Autism diagnostic interview – revised: A revised version of a diagnostic interview for care-givers of individuals with possible pervasive developmental disorders. J. Autism Develop. Di. 24, 1994; 659–685.

Lubs, H. A.: A marker-X chromosome. Am. J. Hum. Genet. 21, 1969; 231–244.

MacPherson, J.: Sixth international workshop on the fragile X and X-linked mental retardation. Conference report. Am. J. Med. Genet. 51, 1994; 281–293.

Maes, B., Fryns, J. P., van Walleghem, M., van der Berghe, H.: Cognitive functioning and informarion processing of adullt mentally retarded men with fragile X syndrome. Am. J. Med. Genet. 50, 1994; 190–200.

Maino, D. M., Wesson, M., Schlange, D., Cibis, G., Maino, J. H.: Optometric findings in the fragile X syndrome. Optom. Vis. Sci. 68, 1991; 634–640.

Malmgren, H., Gustavson, K.-H., Wahlström, J., Arpi-Henriksson, I., Bensch, J., Petterson, U., Dahl, N.: Infantile autism-fragile X: molecular findings support genetic heterogeneity. Am. J. Med. Genet. 44, 1992; 830–833.

Mandel, J. L., Hagermann, R., Froster, U., Brown, W. T., Jenkins, E., Jacobs, P., Turner, G., Lubs, H., Neri, G.: Conference report: Fifth international workshop on the fragile X and X-linked mental retardation. Am. J. Med. Genet. 43, 1992; 5–27.

Martin, J. P., Bell, J.: A pedigree of mental defect showing sex-linkage. J. Neurol. Psychiatr. 6, 1943; 154–157.

Martin, R. H., Lin, C. C., Mathies, B. J., Lowry, R. B.: X-linked mental retardation with macro-orchidism and marker-X chromosome. Am. J. Med. Genet. 7, 1980; 433–441.

Mattei, J. F., Mattei, M. G., Aumeras, C., Auger, M., Giraud, F.: X-linked mental retardation with the fragile X. A study of 15 families. Hum. Genet. 59, 1981; 281–289.

Mavrou, A., Syrrou, M., Tsenghi, C., Angelakis, Y., Opuroukos, S., Metaxotou, C.: Fragile X syndrome and mental retardation in Greece. Third international workshop on the fragile X and X-linked mental retardation. Troina, September 13–16, 1987.

Mazzocco, M. M., Hagerman, R. J., Cronister-Silverman, A., Pennington, B. F.: Specific frontal lobe deficits among woman with the fragile X gene. J. Am. Acad. Child Adolesc. Psychiat., 31, 1992; 1141–1148.

Meryash, D. L., Szymanski, L. S., Gerald, P. S.: Infantile Autism associated with the fragile-X Syndrome. J. Aut. Dev. Dis. 12, 1982; 295–301.

Mullis, K. B.: Nach: Newton, C. R., Graham, A. (Hrsg.): PCR. Spektrum, Heidelberg 1984.

Musumeci, S. A., Colognola, R. M., Ferri, R., Gigli, G. L., Petrella, M. A., Sanfilippo, S., Bergonzi, P., Tassinari, C. A.: Fragile-X syndrome: a particular epileptogenic EEG pattern. Epilepsia 29, 1988 a; 41–47.

Musumeci, S. A., Ferri, R., Colognola, R. M., Neri, G., Sanfilippo, S., Bergonzi, P.: Prevalence of a novel epileptogenic EEG pattern in the Martin-Bell syndrome. Am. J. Med. Genet. 30, 1988 b; 207–212.

Musumeci, S. A., Ferri, R., Elia, M., Colognola, R. M., Bergonzi P., Tassinari C. A.: Epilepsy and fragile X Syndrome: a follow-up study. Am. J. Med. Genet. 38, 1991; 511–513.

Nagafuchi, S., Yanagisawa, H., Sato, K., Shirayama, T., Ohsaki, E., Bundo, M., Takeda, T., Tadokoro, K., Kondo, I., Murayama, N. et al.: Dentatorubral and pallidoluysian atrophy expansion of an unstable CAG trinucleotide on chromosome 12p. Nature Genet. 6, 1994; 14–18.

Nancarrow, J. K., Kremer, E., Holman, K., Eyre, H., Doggett, N. A., Le Paslier, D., Callen, D. F., Sutherland, G. R., Richards, R. I.: Implications of FRA16A structure for the mechanism of chromosomal fragile site genesis. Science 264, 1994; 1938–1941.

Nolin, S. L., Lewis, F. A. III, Glicksman, A. et al.: FMR-1 CGG trasitions in fragile X families. Abstract. Proceedings of the fourth international fragile X conference, Albuquerque, New Mexico, June 8–12 1994.

O'Brien, G.: Behavioural phenotypes and their measurement. Annot. Develop. Med. Child Neurol. 34, 1992; 365–367.

O'Hare, J. P., O'Brian. I. A. D., Arendt, J., Astley, P., Ratcliffe, W., Andres, H., Walters, R., Correll, R. S. M.: Does melatonin deficiency cause the enlarged genitalia of the fragile X syndrome? Clin. Endocrin. 24, 1986; 327–333.

Oberlé, I., Heilig, R., Moisan, J. P., Kloepfer, C., Mattei, G. M., Mattei, J. F., Boue, J., Froster-Iskenius, U., Jacobs, P. A., Lathrop, G. M. et al.: Genetic analysis of the fragile-X mental retardation syndrome with two flanking polymorphic DNA markers. Proc. Natl. Acad. Sci. USA 83, 1986; 1016–1020.

Oberlé, I., Mandel, J. L., Boue, J., Mattei, M. G., Mattei, J. F.: Polymorphic DNA markers in prenatal diagnosis of fragile X syndrome. Lancet I, 1985; 871.

Oberlé, I., Rousseau, F., Heitz, D., Kretz, C., Devys, D., Hanauer, A., Boue, J., Bertheas, M. F., Mandel, J. L.: Instability of a 550-base pair DNA segment and abnormal methylation in fragile X syndrome. Science 252, 1991; 1097–1102.

Olsson, B., Rett, A.: A review of the Rett syndrome with a theory of autism. Brain Develop. 12, 1990; 11–15.

Oostra, B. A., Jacky, P. B., Brown, W. T., Rousseau, F.: Guidelines for the diagnosis of fragile X syndrome. J. Med. Genet. 30, 1993; 410–413.

Ornitz, E. M.: Autism: A disorder of directed attention. Brain Dysfunc. 1, 1988; 309 –322.

Orr, H. T., Chung, M. Y., Banfi, S., Kwiatkowski, T. J. jr., Servadio, A., Beaudet, A. L., McCall, A. E., Duvick, L. A., Ranum, L. P., Zoghbi, H. Y.: Expansion of an unstable trinucleotide CAG repeat in spinocerebellar ataxia type 1. Nature Genet. 4, 1993; 221–226.

Oudet, C., von Koskull, H., Nordstrom, A. M., Peippo, M., Mandel, J. L.: Striking founder effect for the fragile X syndrome in Finland. Eur. J. Hum. Genet. 1, 1993; 181–189.

Parrish, J. E., Oostra, B. A., Verkerk, A. J., Richards, C. S., Reynolds, J., Spikes, A. S., Shaffer, L. G., Nelson, D. L.: Isolation of a GCC repeat showing expansion in FRAXF, a fragile site distal to FRAXA and FRAXE. Nature Genet. 8, 1994; 229–235.

Paul, J., Froster-Iskenius, U., Moje, W., Schwinger, E.: Heterozygous female carriers of the marker-X-chromosome: IQ estimation and replication status of the fra(X)(q). Hum. Genet. 66, 1984; 344–346.

Pennington, B., Ozonoff, S.: Executive functions and developmental psychopathology. J. Child Psychol. Psychiat. 37, 1996; 51–87.

Penrose, L. S.: A clinical and genetic study of 1280 cases of mental defect. Medical Research Council. Special Report Series 229, 1938.

Pergolizzi, R. G., Erster, S. H., Goonewardena, P., Brown, W. T.: Detection of full fragile X mutation. Lancet 339, 1992; 271–272.

Peterson, K., Sapienza, C.: Imprinting the genome: imprinted genes, imprinting genes, and a hypothesis for their interaction. Annu. Rev. Genet. 27, 1993; 7–31.

Pickles, A., Bolton, P., Macdonald, H., Bailey, A., LeCouteur, A., Sim, C. H., Rutter, M.: Latent-class analysis of recurrence risks for complex phenotypes with selection and measurement error: a twin and family history study of autism. Am. J. Hum. Genet. 57, 1995; 717–726.

Pimrose, D. A., El Matmati, R., Boyd, E., Gosden, C., Newton, M.: Prevalence of the fragile-X syndrome in an institution for the mentally handicapped. Brit. J. Psychiat. 148, 1986; 655–657.

Pliszka, S. R.: Tricyclic antidepressants in the treatment of children with attention deficit disorder. J. Am. Acad. Child Adoles. Psychiat. 26, 1987; 127–132.

Poustka, F., Lisch, S.: Autistic behaviour domains and their relation to self-injurious behaviour. Acta Paedopsychiatr. 56, 1993; 69–73.

Poustka, F., Lisch, S.: Autism and genetics – a survey. In: Poustka, F. (ed.): Basic approaches to genetic and molecularbiological developmental Psychiatry. Quintessenz, Berlin 1994; 88–98.

Prader, A.: Die Hodengröße. Beurteilung und klinische Bedeutung. Triangel 7, 1966; 240–243.

Proops, R., Mayer, M., Jacobs, P. A.: A study of mental retardation in children on the island of Hawaii. Clin. Genet. 23, 1983; 81–96.

Proops, R., Webbs, T.: The fragile X-chromosome in the Martin-Bell-Renpenning syndrome and in males with other forms of mental retardation. J. Med. Genet. 18, 1981; 366–373.

Quintana, H., Keshavan, M.: Case study: Risperidone in children and adolescents with schizophrenia. J. Am. Acad. Child Adoles. Psychiat. 34, 1995; 1292–1296.

Rattazzi, M. C., Ioannou, Y. A.: Molecular approaches to therapy. In: Hagerman, R. J., Cronister, A. C. (eds.): Fragile X Syndrome: Diagnosis, Treatment, & Research. 2nd ed. John Hopkins University Press, Baltimore MD 1996; 412–452.

Reis, A. S., Froster-Iskenius, U., Meyerhoff, H., Schwinger, E.: Infantiler Autismus und Marker-X-Syndrom. Sozialpädiatrie in Praxis und Klinik 8, 1986; 612–616.

Reiss, A., Aylward, E., Freund, L. S., Joshi, P. K., Bryan, R. N.: Neuroanatomy of fragile X syndrome: the posterior fossa. Ann. Neurol. 29, 1991; 26–32.

Reiss, A., Freund, L.: Behavioural phenotype of fragile X syndrome: DSMN-III-R autistic behaviour in mate children. Am. J. Med. Genet. 43, 1992; 35–46.

Reiss, A., Freund L., Abrams M. T., Boehm C., Kazazian H.: Neurobehavioral effects of the fragile X premutation in adult woman: a controlled study. Am. J. Hum. Genet. 52, 1993; 884–894.

Reiss, A., Freund, L., Vinogradov, S., Hagerman, R. J., Cronister, A.: Parental inheritance and psychological disability in fragile X females. Am. J. Med. Genet. 45, 1989; 697–705.

Reiss, A., Hagerman, R. J., Vinogradov, S., Abrams, M., King, R. J.: Psychiatric disability in female carriers of the fragile X syndrome. Arch. Gen. Psychiatry 45, 1988; 25–30.

Reiss, A., Lee J., Freund L. S.: Neuroanatomy of fragile X syndrome: the temporal lobe. Neurology 44, 1994; 1317–1324.

Remschmidt, H., Walter, R.: Psychische Auffälligkeiten bei Schulkindern. Hogrefe, Göttingen 1990.

Renpenning, H., Gerrard, J. W., Zaleski, W. A., Tabata, T.: Familial sex linked mental retardation. Can. Med. Assoc. J. 87, 1962; 954–956.

Reyniers, E., Vits, L., De Boulle, K., Van Roy, B., Van Velzen, D., De Graaff, E., Verkerk, A. J., Jorens, H. Z., Darby, J. K., Oostra, B. et al.: The full mutation in the FMR-1 gene of male fragile X patients is absent in their sperm. Nat. Genet. 4, 1993; 143–146.

Rhoads, F. A.: Fragile-X syndrome in Hawaii: a summary of clinical experience. Am. J. Med. Genet. 17, 1984; 209–214.

Richards, B. W., Sylvester, P. E., Brooker, C.: Fragile X-linked mental retardation: The Martin-Bell syndrome. J. Ment. Defic. Res. 25, 1981; 253–256.

Ritvo, E. R., Mason-Brothers, A., Freeman, B. J., Pingree, C., Jenson, W. R., McMahon, W. M., Petersen, P. B., Jorde, L., Mo, A., Ritvo, A.: The UCLA-University of Utah epidemiologic survey of autism: The etiologic role of rare diseases. Am. J. Psychiatry 147, 1990; 1614–1621.

Rodewald, A., Chopra, V.P.: Untersuchungen quantitativer Hautleistenmerkmale beim fra-X-Syndrom. Anthrop. Anz. 1/2, 1991; 121-127.

Rodewald, A., Froster-Iskenius, U., Käb, E., Langenbeck, U., Schinzel, A., Schmidt, A., Schwinger, E., Steinbach, P., Veenema, H., Wegner, R.-D., Wirtz, A., Zankl, H., Zankl, M.: Dermatoglyphic peculiarities in families with X-linked mental retardation and fragile site Xq27: a collaborative study. Clin. Genet. 30, 1986; 1–13.

Rodewald, A., Zankl, H.: Hautleistenfibel. Fischer, Stuttgart 1981.

Rodewald, A., Zankl, M., Schwinger, E., Froster-Iskenius, U., Schmidt, A., Zankl, H., Steinbach, P., Veenema, H.: Dermatoglyphic peculiarities in male patients with X-linked mental retardation and fragile site Xq27. Bull. Int. Derm. Assoc. 11, 1983; 50–51.

Rousseau, F., Heitz, D., Biancalana, V., Blumenfeld, S., Kretz, C., Boue, J., Tommerup, N., Van Der Hagen, C., DeLozier-Blanchet, C., Croquette, M. F., Gilgenkranz, S., Jalbert, P., Voelckel, M. A., Oberle, I., Mandel, J. L.: Direct diagnosis by DNA analysis of the fragile X syndrome of mental retardation. N. Engl. J. Med. 325, 1991; 1673–1681.

Rousseau, F., Heitz, D., Tarleton, J. et al.: A collaborative multicenter study of direct diagnosis of the fragile X syndrome with probe StB12.3: The first 2253 cases [Abstract A40] In: Proceedings of the sixth international workshop on the fragile X and mental retardation. Palm Cove, Queensland, Australia, August 3–6, 1993. Palm Cove: Sixth International Workshop on the Fragile X and Mental Retardation, 1993.

Rousseau, F., Rouillard, P., Morel, M. L., Khandjian, E. W., Morgan, K.: Prevalence of carriers of premutation-size alleles of the FMRI gene – and implications for the population genetics of the fragile X syndrome. Am. J. Med. Genet. 57, 1995; 1006–1018.

Rubinsztein, D. C., Leggo, J., Coles, R., Almqvist, E., Biancalana, V., Cassiman, J. J., Chotai, K., Connarty, M., Crauford, D., Curtis, A., Curtis, D., Davidson, M. J., Differ, A. M., Dode, C., Dodge, A., Frontali, M., Ranen, N. G., Stine, O. C., Sherr, M., Abbott, M. H., Franz, M. L., Graham, C. A., Harper, P. S., Hedreen, J.C., Hayden, M. R. et al.: Phenotypic characterization of individuals with 30-40 CAG repeats in the Huntington disease (HD) gene reveals HD cases with 36 repeats and apparently normal elderly individuals with 36-39 repeats. Am. J. Hum. Genet. 59, 1996; 16–22.

Rudelli, R. D., Brown, W. T., Wisniewski, K., Jenkins, E. C., Laure-Kamionowska, M., Connell, F., Wisniewski, H. M.: Adult fragile X clinico-neuropathological findings. Acta Neuropathol. Berl. 67, 1985; 289–295.

Rühl, D., Werner, K., Poustka, F.: Untersuchungen zur Intelligenzstruktur autistischer Personen. Z. Kinder- und Jugendpsychiatrie 23, 1995; 95–103.

Rutter, M., Bailey, A., Bolton, P., Le Couteur, A.: Autism: syndrome of definition and possible genetics mechanisms. In: Plomin, R., McLearn, G. E. (eds): Nature, nurture and psychology. American Psychological Association Press, Washington DC 1993.

Rutter, M., Bailey, A., Bolton, P., Le Couteur, A.: Autism and known medical conditions: myth and substance. J. Child Psychol. Psychiat. 35, 1994; 311–322.

Ryynänen, M., Kirkinen, P., Mannermaa, A., Saarikoski, S.: Carrier diagnosis of the fragile X syndrome – A challenge in antenatal clinics. Am. J. Obstet. Gynecol. 172, 1995; 1236–1239.

Sanfilippo, S., Ragusa, R. M., Musumeci, S., Neri, G.: Fragile X mental retardation: prevalence in a group of institutionalized patients in Italy and description of a novel EEG pattern. Am. J. Med. Genet. 23, 1986; 589–595.

Sarimski, K.: Psychologische Aspekte des Fra(X) Syndroms. Sonderpädagogik 24, 1994; 202–212.

Sarimski, K.: Verhaltensmerkmale von Jungen mit fragilem (X)-Syndrom. hautnah pädiatrie 1, 1996; 48–59.

Scharfenaker, S., O'Connor, R., Braden, M., Stackhouse, T., Hickman, L., Gray, K.: An integrated approach to intervention. In: Hagerman, R. J., Cronister, A. C. (eds.): Fragile X Syndrome: Diagnosis, Treatment, and Research. 2nd ed. Johns Hopkins Uni-versity Press, Baltimore MD 1996 a; 349–411.

Scharfenaker, S., O'Connor, R., Stackhouse, T., Braden, M., Hickman, L., Gray, K.: Appendix I: Computer software information. In: Hagerman, R. J., Cronister, A. C. (eds.): Fragile X Syndrome: Diagnosis, Treatment, and Research. 2nd ed.. Johns Hopkins University Press, Baltimore MD 1996b; 453–469.

Schmidt, A., Passarge, E.: X-chromosomal erblicher Schwachsinn und brüchige Stelle am X-Chromosom. Dtsch. med. Wschr. 106, 1981; 460–463.

Schmitt, I., Bachner, D., Megow, D., Henklein, P., Hameister, H., Epplen, J. T., Riess, O.: Expression of the Huntington disease gene in rodents: cloning the rat homologue and evidence for downregulation in non-neuronal tissues during development. Hum. Mol. Genet. 4, 1995; 1173–1182.

Schöls, L., Rieß, O.: Machado-Joseph-Erkrankung in Deutschland. Dt. Ärztebl. 93, 1996; A-1108–1110.

Schopmeyer, B. B., Lowe, F. (eds.): The Fragile X Child. Singular Publishing Company, San Diego CA 1992.

Schwinger, E., Froster-Iskenius, U. G.: Das Marker-X-Syndrom. Klinik und Genetik. Enke, Stuttgart 1984.

Shabtai, F., Bichacho, S., Halbrecht, I.: The fragile site on chromosome 16(q21q22). Data on four families. Hum. Genet. 55, 1980; 19–22.

Shapiro, L. R., Summa, G. M., Wilmot, P. L., Gloth, E.: Screening and detection of the fragile X syndrome. Am. J. Hum. Genet. 35, 1983; 117A.

Shellhart, W. C., Casamassimo, P. S., Hagerman, R. J., Belanger, G. K.: Oral findings in fragile X syndrome. Am. J. Med. Genet. 23, 1986; 179–187.

Shulmann, J.: International Fetoscopy Group, XIIIth Meeting, 6.–8. September. Birmingham 1996.

Simpson, N. E., Newman, B. J., Partington, M. W.: Fragile X-Syndrome III: Dermatoglyphic studies in males. Am. J. Med. Genet. 17, 1984; 195–207.

Singer, H. S., Brown, J., Quaskey, S., Rosenberg, L. A., Mellits, E. D., Denckla, M. B.: The treatment of attention deficit hyperactivity disorder in Tourett's syndrome: A double-blind placebo-controlled study with clonidine and desipramine. Pediatrics 95, 1995; 74–82.

Siomi, H., Choi, M., Siomi, M. C., Nussbaum, R. L, Dreyfuss, G.: Essential role for KH domains in RNA binding: impaired RNA binding by a mutation in the KH domain of FMR1 that causes fragile X syndrome. Cell 77, 1994; 33–39.

Siomi, H., Siomi, M. C., Nussbaum, R. L., Dreyfuss, G.: The protein product of the fragile X gene, FMR1, has characteristics of an RNA-binding protein. Cell 74, 1993; 291–298.

Siomi, M. C., Siomi, H., Sauer, W. H., Srinivasan, S., Nussbaum, R. L., Dreyfuss, G.: FXR1, an autosomal homologue of the fragile X mental retardation gene. EMBO J, 1995; 2401–2408.

Siomi, M. C., Zhang, Y., Siomi, H., Dreyfuss, G.: Specific sequences in the fragile X syndrome protein FMR1 and the FXR proteins mediate their binding to 60S ribosomal subunits and the interactions among them. Mol. Cell Biol. 16, 1996; 3825–3832.

Sittler, A., Devys, D., Weber, C, Mandel, J.-L.: Alternative splicing of exon 14 determines nuclear or cytoplasmic localisation of FMR1 protein isoforms. Hum. Mol. Genet. 5, 1996; 95–102.

Siva Sankar, D. V.: Chromosome breakage in infantile autism. Dev. Med. Child. Neurol. 12, 1979; 572–575.

Slaney, S. F., Wilkie, A. O., Hirst, M. C., Chalrton, R., McKinley, M., Pointon, J., Christodoulou, Z., Huson, S. M., Davies, K. E.: DNA testing for fragile X syndrome in schools for learning difficulties. Arch. Dis. Child. 72, 1995; 33–37.

Smalley, S. L.: Genetic influences in autism. Psychiat. Clin. N. Am.14, 1991; 125–139.

Smalley, S. L., Asarnow, R. F., Spence, M. A.: Autism and genetics. A decade of research. Arch. Gen. Psychiatry 45, 1988; 953–961.

Smalley, S. L., McCracken, J., Tanguay, P. E.: Autism, affective disorders, and social phobia. Am. J. Med. Genet. 27, 1995; 19–26.

Smalley, S. L., Tanguay, P. E., Smith, M., Gutierrez, G.: Autism and tuberous sclerosis. J. Autism Develop. Disorders 5, 1992; 339–355.

Smeets, H., Smits, A., Verheij, C. E., Theelen, J., Willemsen, R., Losekoot, M., Van de Burgt, I., Hoogeveen, A. T., Oosterwijk, J., Oostra, B. A.: Normal phenotype in two brothers with a full FMR1 mutation. Hum. Mol.(1995.

Sobesky, W. E., Hull, C. E., Hagermann, R. J.: Symptoms of schizotypal personality disorder in fragile X women. J. Am. Acad Child Adolesc. Psychiatry 33, 1994; 247–255.

Southern, E. M.: Detection of specific sequences among DNA fragments separated by gel electrophoresis. J. Mol. Biol. 98, 1975; 503–517.

Soysa, P., Senanayahe, M., Mikkelsen, M., Poulsen, H.: Martin-Bell syndrome fra (X)(q28) in a Sri-Lankan family. J. Ment. Defic. Res. 26, 1982; 251–257.

Spiridigliozzi, G. A., Lachiewicz, A. M., MacMurdo, C. S., Vizoso, A. D., O'Donnell, C. M., McConkie-Rosell, A., Burgess, D. J.: Educating boys with fragile X syndrome: A guide for parents and prefessionals. Duke University Medical Center 1994.

Stevenson, R. E., Prouty, L. A.: Fragile X syndrome VI. Subjective assessment of the facial features in Blacks and Whites. Proc. Greenwood Genet. Center 7, 1988; 103–108.

Steyaert, J., Borghgraef, M., Gaulthier, C., Fryns, J. P., Van Den Berghe, H.: Cognitive profile in adult, normal intelligent female fragile X carriers. Am. J. Med. Genet. 43, l992; 116–119.

Stone, W. L., Hogan, K. L.: A structured parent interview for identifying young children with autism. J. Autism Develop. Disorders 23, 1993; 639–652.

Strain, L., Porteous, M. E. M., Gosden, C. M., Ellis, P. M., Neilson, J. P., Bonthron, D. T.: Prenatal diagnosis of fragile X syndrome: management of the male fetus with a pre-mutation. Prenatal Diagnosis 14, 1994; 469–474.

Sutcliffe, J. S., Nelson, D. L., Zhang, F., Pieretti, M., Caskey, C. T., Saxe, D., Warren, S. T.: DNA methylation represses FMR-1 transcription in fragile X syndrome. Hum. Mol. Genetics 1, 1992; 397–400.

Sutherland, G. R.: Fragile sites on human chromosomes: Demonstration of their dependence on the type of tissue culture medium. Science 197, 1977; 265–266.

Sutherland, G. R.: Heritable fragile sites on human chromosomes I: Factors affecting expression in lymphocyte culture. Am. J. Hum. Genet. 31, 1979; 125–135.

Sutherland, G. R.: Heritable fragile sites on human chromosomes XII. Population cytogenetics. Ann. Hum. Genet. 49, 1985; 153–161.

Sutherland, G. R., Baker, E.: Characterization of a new rare fragile site easily confused with the fragile X. Hum. Mol. Genet. 1, 1992; 111–113.

Sutherland, G. R., Richards, R. I.: Anticipation legitimised: unstable DNA to rescue. Am. J. Hum. Genet. 51, 1992; 7–9.

Tamanini, F., Meijer, N., Verheij, C., Willems, P. J., Galjaard, H., Oostra, B. A., Hoogeveen, A. T.: FMRP is associated to the ribosomes via RNA. Hum. Mol. Genet. 5, 1996; 809–813.

The Huntington's disease collaborative research group: A novel gene containing a trinucleotide repeat that is expanded and unstable on Huntington's disease chromosomes. Cell 72, 1993; 971–983.

The ICD-10 Classification of Mental and Behavioural Disorders. Diagnostic criteria for research. WHO, Geneva 1993.

Thompson, N. M., Gulley, M. L., Rogeness, G. A., Clayton, R. J., Johnson, C., Hazelton, B., Cho, C. G., Zellmer, V. T.: Neurobehavioral characteristics of CTG amplification status in fragile X females. Am. J. Med. Gen. (Neuropsychiat. Gen.) 54, 1994; 378–383.

Tirosh, E., Borochowitz, Z.: Sleep apnea in fragile X syndrome. Am. J. Med. Genet. 43, 1992; 124–127.

Tonnesen, T., Sondergaard, F., Guttler, F., Oberlé, I., Moisan, J. P., Mandel, J. L., Hauge, M., Damsgard, E. M.: Exclusion of haemophilia B in male fetus by chorionic villus biopsy [letter]. Lancet 2, 1984; 932.

Turk, J.: The fragile X syndrome: on the way to a behavioural phenotype. Brit. J. Psychiat. 160, 1992a; 24–35.

Turk, J.: Fragile X syndrome and folic acid. In: Hagerman, R. J., McKenzie, P. (eds.): International Fragile X Conference Proceedings. The National Fragile X Foundation and Spectra Publishing, Dillon CO 1992b; 195–200.

Turner, A. M., Robinson, H., Wake, S., Laing, S. J., Leigh, D., Turner, G.: Counselling risk figures for fragile X carrier females of varying band size for use in predicting the likelihood of retardation in their offspring. Am. J. Med. Genet. 5, 1994; 458–462.

Turner, G., Daniel, A., Frost, M.: X-linked mental retardation macroorchidism and the Xq27 fragile site. J. Pediatr. 96, 1980; 837–841.

Turner, G., Eastman, C., Casey, J., McLeay, A., Procopis, P., Turner, B.: X-linked mental retardation associated with macro-orchidism. J. Med. Genet. 12, 1975; 367–371.

Turner, G., Robinson, H., Laing, S., Purvis-Smith, S.: Preventative screening for the fragile-X syndrome. NEJM 315, 1986; 607–609.

Turner, G., Webb, T., Wake, S., Robinson, H.: The prevalence of the fragile X syndrome. Am. J. Med. Genet. 64, 1996; 196–197.

Veenema, H., Veenema, T., Geraedts, J. P. M.: The fragile X syndrome in a large family. II

Psychological investigations. J. Med. Genet. 24, 1987; 32–38.

Venter, P. A., Gericke, G. S., Dawson, B., Op't Hof, J.: A marker X chromosome associated with non-specific male mental retardation. South African Medical Journal 60, 1981; 807–811.

Venter, P. A., Op't Hof, J., Coetzee, D. J., Van de Welt Retaf, A. E.: No marker X in autistic children. Hum. Genet. 67, 1984; 107.

Verheij, C., Bakker, C. E., de Graaff, E., Keulemans, J., Willemsen, R., Verkerk, A. J., Galjaard, H., Reuser, A. J., Hoogeveen, A. T., Oostra, B. A.: Characterization and localization of the FMR-1 gene product associated with fragile X syndrome. Nature 363, 1993; 722–724.

Verheij, C., De Graaff, E., Bakker, C. E., Willemsen, R., Willems, P. J., Meijer, N., Galjaard, H., Reuser, A. J. J., Oostra, B. A., Hogeveen, A. T.: Characterization of FMR1 proteins isolated from different tissues. Hum. Mol. Genet. 4, 1995; 2103–2108.

Verkerk, A. J., De Graaff, E., De Boulle, K., Eichler, E. E., Konecki, D. S., Reyniers, E., Manca, A., Poustka, A., Willems, P. J., Nelson, D. L., Oostra, B. A.: Alternative splicing in the fragile X gene FMR1. Hum. Mol. Genet. 2, 1993; 399–404.

Verkerk, A. J. M. H., Pieretti, M., Sutcliffe, J. S., Fu, Y.-H., Kuhl, D. P. A., Pizzuti, A., Reiner, O., Richards, S., Victoria, M. F. Zhang, F., Eussen, B. E., van Ommen, G. J. B., Blonden, L. A. J., Riggins, G. J., Chastain, J. L., Kunst, C. B., Galjaard, H., Caskey, C. T., Nelson, D. L., Oostra, B. A., Warren, S. T.: Identification of a gene (FMR-1) containing a CGG repeat coincident with a breakpoint cluster region exhibiting length variation in fragile X syndrome. Cell 65, 1991; 905–914.

Vianna-Morgante, A. M., Armando, I., Frota-Pessoa, O.: Escalante syndrome and the marker X chromosome. Am. J. Med. Genet. 12, 1982; 237–240.

Vieregge, P., Froster-Iskenius, U.: Clinico-eurological investigations in the fra(X) form of mental retardation. J. Neurol. 236, 1989; 85–29.

Volkmar, F. R., Klin, A., Siegel, B., Szatmari, P., Lord, C., Campbell, M., Freeman, B. J., Cicchetti, D., Rutter, M., Members of the DSM-IV Autism/Pdd Field Trial Group: DSM-IV Autism/Pervasive Developmental Disorders Field Trial. Am. J. Psychiat. 151, 1994; 1361–1367.

Volkmar, F. R., Nelson, I.: Seizure disorders in autism. J. Am. Acad. Child Adolesc. Psychiat. 29, 1990; 127–129.

Waldstein, G., Dawson, D. L., Hagerman, R., Mierau. R., Thibodeau, S.: Aortic hypoplasia and elastin abnormalities in a male with Fragile X syndrome. Abstract. Third International Workshop on the Fragile X and X-linked mental Retardsation. Troina, 13.–16. September 1987.

Watson, J. D., Crick, F. H.: Molecular structure of nucleic acids. A structure for deoxyribose nucleic acid. [classical article, 1953]. JAMA 269, 1993; 1966–1967.

Webb, T.: The epidemiology of the fragile X syndrome: In: Davies, K. E.: The fragile X syndrome. Oxford University Press, Oxford 1989; 40–55.

Webb, T., Bundey, S., Thake, J., Todd, A.: The frequency of the fragile X chromosome among schoolchildren in Coventry. J. Med. Genet. 23, 1986; 396–399.

Wegner, R. D.: A new inducible fragile site in chromosome 3(p14.2) in human lymphocytes. Hum. Genet. 63, 1983; 297–298.

Wilens, T. E., Spencer, T., Biederman, J., Wozmak, J., Connor, D.: Combined pharmacotherapy: An emerging trend in pediatric psychopharmacology. J. Am. Acad. Adols. Psychiatr. 34, 1995; 110–112.

Willemsen, R., Los, F., Mohkamsing, S., van den Ouweland, A., Deelen, W., Galjaard, H., Oostra, B.: Rapid antibody test for prenatal diagnosis of fragile X syndrome on amniotic fluid cells: A new appraisal. J. Mol. Genet. 34, 1997; 250–251.

Willemsen, R., Bontekoe, C., Tamanini, F., Galjaard, H., Hoogeveen, A. T., Oostra, B. A.: Association of FMRP with ribosomal precursor particles in the nucleolus. Biochem. Biophys. Res. Comm. 225, 1996; 27–33.

Willemsen, R., Mohkamsing, S., De Vries, B., Devys, D., Van den Ouweland, A., Mandel, J. L., Galjaard, H., Oostra, B. A.: Rapid antibody test for fragile X syndrome. Lancet 345, 1995; 1147–1148.

Williams, C. A., Cantú, E. S., Frias, J. L.: Brief clinical report: metaphyseal dysostosis and congenital nystagmus in a male infant with the fragile X syndrome. Am. J. Med. Genet. 23, 1986; 207–211.

Wilson, P., Stackhouse, T., O'Connor, R., Scharfenaker, S., Hagerman, R.: Issues and strategies for educating children with fragile X syndrome: a monograph. Spectra Publishing Company Inc., Dillon CO 1994.

Wing, L, Gould, J.: Severe impairments of social interaction and associated abnormalities in children: epidemiology and classification. J. Autism Develop. Disorders 9, 1979; 11–30.

Winter, R.: What's in a face? Nature Genet. 12, 1996; 124–129.

Wisniewski, K. E., French, J. H., Fernando, S., Brown, W. T., Jenkins, E. C., Friedman, E., Hill, A. L., Miezejeski, C. M.: Fragile X syndrome: associated neurological abnormalities and developmental disabilities. Ann. Neurol. 18, 1985; 665–669.

Wisniewski, K. E., Segan, S. M., Miezejeski, C. M., Sersen, E. A., Rudelli, R. D.: The fragile X syndrome: Neurological, electrophysiological, and neuropharmacological abnormalities. Am. J. Med. Genet. 38, 1991; 476–480.

Wöhrle, D., Kotzot, D., Hirst, M. C., Manca, A., Korn, B., Schmidt, A., Barbi, G., Rott, H. D., Poustka, A., Davies, K. E. et al.: A microdeletion of less than 250 kb, including the proximal part of the FMR-1 gene and the fragile-X site, in a male with the clinical phenotype of fragile-X syndrome. Am. J. Hum. Genet. 51, 1992; 299–306.

Wolff, G., Neitzel, H., Nippert, I., Schwinger, E., Vogel, W., Zerres. K.: Positionspapier der Gesellschaft für Humangenetik e.V. Med. Genet. 1, 1996; 125–131.

Wolff, P. H., Gardner, J., Lappen, J., Paccia, J., Meryash, D.: Variable expression of the fragile X syndrome in heterozygous females of normal intelligence. Am. J. Med. Genet. 30, 1988; 213–225.

World Health Organization: The ICD-10 Classification of Mental and Behavioural Disorders. Clinical Description and Diagnostic Guidelines. WHO, Geneva 1992.

Yu, S., Pritchard, M., Kremer, E., Lynch, M., Nancarrow, J., Baker, E., Holman, K., Mulley, J. C., Warren, S. T., Schlessinger, D. et al.: Fragile X genotype characterized by an unstable region of DANN. Science 252, 1991; 1179–1181.

Zhang, Y., Oconnor, J. P., Siomi, M. C., Srinivasan, S., Dutra, A., Nussbaum, R. L., Dreyfuss, G.: The fragile X mental retardation syndrome protein interacts with novel homologs FXR1 and FXR2. EMBO Journal 14, 1995; 5358–5366.

Zühlke, C., Riess, O., Schroder, K., Siedlaczck, I., Epplen, J. T., Engel, W., Thies, U.: Expansion of the (CAG)n repeat causing Huntington's disease in 352 patients of German origin. Hum. Mol. Genet. 2, 1993 a; 1467–1469.

Zühlke, C., Riess, O., Bockel, B., Lange, H., Thies, U.: Mitotic stability and meiotic variability of the (CAG)n repeat in the Huntington disease gene. Hum. Mol. Genet. 2, 1993 b; 2063–2067.

Autoren

Dr. med. Petra Franke
Klinik und Poliklinik für Psychiatrie und
Psychotherapie
Rheinische Friedrich-Wilhelms-Universität
Sigmund-Freud-Str. 25
D-53105 Bonn

Univ.-Prof. Dr. med. Ursula Froster
Universität Leipzig
Institut für Humangenetik
Philipp-Rosenthal-Str. 55
D-04103 Leipzig

Dr. Randi J. Hagerman
Child Development Unit,
B-140
The Children's Hospital
1056 East 19th Avenue
Denver, CO 80218, USA

Dr. med. Martin Hergersberg
Institut für Medizinische Genetik
Universität Zürich
Rämistr. 74
CH-8001 Zürich

Univ.-Prof. Dr. med. Wolfgang Maier
Klinik und Poliklinik für Psychiatrie und
Psychotherapie
Rheinische Friedrich-Wilhelms-
Universität
Sigmund-Freud-Str. 25
D-53105 Bonn

Prof. Ben A. Oostra
Department of Clinical Genetics
Faculteit der Geneeskunde en
Gezondheids-Wetenschappen
Erasmus Universiteit Rotterdam
dr. Molewaterplein 50
Postbus 1738
3000 DR Rotterdam
Niederlande

Univ. Prof. Dr. med. Fritz Poustka
Klinik für Psychiatrie und Psychotherapie
des Kindes- und Jugendalters
Klinikum der Johann-Wolfgang-Goethe-
Universität
Deutschordenstraße 50
D-60590 Frankfurt/Main

Prof. Dr. Alexander Rodewald
Institut für Humanbiologie der
Universität Hamburg
Allende-Platz 2
D-20146 Hamburg

Priv.-Doz. Dr. med. Dipl. med. Olaf Rieß
Facharzt für Humangenetik
Abteilung für Molekulare Humangenetik
Ruhr-Universität Bochum
D-44780 Bochum

Dr. rer. nat. Dipl.-Psych. Klaus Sarimski
Kinderzentrum
Heiglhofstr. 63
D-81377 München

Univ. Prof. Dr. med. Eberhard Schwinger
Institut für Humangenetik
Medizinische Universität zu Lübeck
Ratzeburger Allee 160
D-23538 Lübeck

Priv.-Doz. Dr. med. Peter Vieregge
Oberarzt
Klinik für Neurologie
Medizinische Universität zu Lübeck
Ratzeburger Allee 160
D-23538 Lübeck

Dr. rer. nat. Ursula Wachtel
Kaiser-Friedrich-Promenade 140 a
D-61352 Bad Homburg